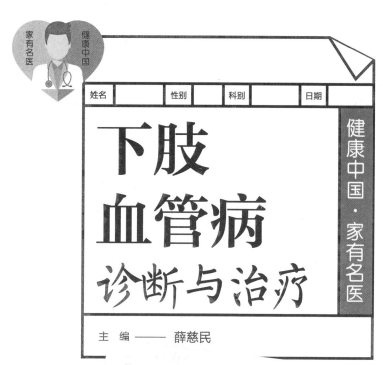

家有名医　健康中国

| 姓名 | | 性别 | | 科别 | | 日期 | |

下肢血管病

诊断与治疗

健康中国·家有名医

主　编　——　薛慈民

U0198390

上海科学技术文献出版社
Shanghai Scientific and Technological Literature Press

图书在版编目（CIP）数据

下肢血管病诊断与治疗 / 薛慈民主编 . —上海：上海科学技术文献出版社，2020

（健康中国·家有名医丛书）

ISBN 978-7-5439-8115-7

Ⅰ.①下…　Ⅱ.①薛…　Ⅲ.①下肢—血管疾病—诊疗—普及读物　Ⅳ.① R543-49

中国版本图书馆 CIP 数据核字 (2020) 第 053955 号

策划编辑：张　树
责任编辑：付婷婷　张亚妮
封面设计：樱　桃

下肢血管病诊断与治疗
XIAZHI XUEGUANBING ZHENDUAN YU ZHILIAO
主编　薛慈民
出版发行：上海科学技术文献出版社
地　　址：上海市长乐路 746 号
邮政编码：200040
经　　销：全国新华书店
印　　刷：常熟市人民印刷有限公司
开　　本：650×900　1/16
印　　张：14.25
字　　数：147 000
版　　次：2020 年 7 月第 1 版　2020 年 7 月第 1 次印刷
书　　号：ISBN 978-7-5439-8115-7
定　　价：35.00 元
http://www.sstlp.com

"健康中国·家有名医"丛书总主编简介

王 韬

同济大学附属东方医院主任医师、教授、博士生导师，兼任上海交通大学媒体与传播学院健康与医学传播研究中心主任。创立了"达医晓护"医学传播智库和"智慧医典"健康教育大数据平台；提出了"医学传播学"的学科构想并成立"中国医学传播学教学联盟"。任中国科普作家协会医学科普创作专委会主任委员、应急安全与减灾科普专委会常务副主任委员、中华预防医学会灾难预防医学分会秘书长。全国创新争先奖、国家科技进步奖二等奖、上海市科技进步奖一等奖、中国科协"十大科学传播人物"获得者。"新冠"疫情期间担任赴武汉国家紧急医学救援队（上海）副领队。

李校堃

微生物与生物技术药学专家，中国工程院院士，教授、博士生导师，温州医科大学党委副书记、校长、药学学科带头人，基因工程药物国家工程研究中心首席专家。于1992年毕业于白求恩医科大学，1996年获中山医科大学医学博士学位。2005年入选教育部新世纪优秀人才，2008年受聘为教育部"长江学者奖励计划"特聘教授，2014年入选"万人计划"第一批教学名师。长期致力于以成纤维细胞生长因子为代表的基因工程蛋白药物的基础研究、工程技术和新药研发、临床应用及转化医学研究，在国际上首次将成纤维细胞生长因子开发为临床药物。先后获得国家技术发明奖二等奖、国家科技进步奖二等奖等，发表论文200余篇。

"健康中国·家有名医" 丛书编委会

丛书总主编：

王　韬　　中国科普作家协会医学科普创作专委会主任委员
　　　　　主任医师、教授

李校堃　　温州医科大学校长、中国工程院院士

丛书副总主编：

方秉华　　上海申康医院发展中心党委副书记、主任医师、教授

唐　芹　　中华医学会科学技术普及部、研究员

丛书编委：

马　骏　　上海市同仁医院院长、主任医师

卢　炜　　浙江传媒学院电视艺术学院常务副院长、副书记

冯　辉　　上海中医药大学附属光华医院副院长、主任医师

孙　烽　　中国科普作家协会医学科普创作专委会秘书长、副教授

李本乾　　上海交通大学媒体与传播学院院长、教育部"长江学者"
　　　　　特聘教授

李江英　　上海市红十字会副会长

李　红　　福建省立医院党委副书记、主任护师、二级教授

李春波　　上海交通大学医学院附属精神卫生中心副院长
　　　　　上海交通大学心理与行为科学研究院副院长、主任医师

李映兰　　中南大学湘雅护理学院副院长、主任护师

杨海健　　黄浦区卫健委副主任、副主任医师

吴晓东　　上海市卫生人才交流服务中心主任

汪　妍　　上海电力医院副院长、主任医师

本书编委会

总　序

　　健康是人生最宝贵的财富,然而疾病却是绕不开的话题。2020年中国人民共同经历了一场战"疫",本应美如画卷的春天,被一场突如其来的疫情打破。这让更多人认识到健康的重要性,也激发了全社会健康意识的觉醒。

　　现代社会快节奏和高强度的生活方式,使我们常常处于亚健康状态。美食诱惑、运动不足、嗜好烟酒,往往导致肥胖,诱发高血压、高血脂、高血糖、高尿酸乃至冠心病、脑卒中,甚至损伤肺功能,造成肾功能衰退,而久病卧床又会造成肺炎、压疮、下肢血管栓塞等衍生疾病……凡此种种,严重影响人们的健康生活。

　　"经济要发展,健康要上去"是每个老百姓的追求,健康是人们最具普遍意义的美好生活需要。鉴于此,上海科学技术文献出版社策划出版了"健康中国·家有名医"丛书。丛书作者多为上海各三甲医院临床一线专科医生,遴选临床常见病、多发病,为广大读者提供一套随时可以查阅的医学科普读物。

　　如今,在国内抗"疫"获得阶段性胜利的情况下,全国各地逐渐复工复产,医务人员和出版人也在用自己的实际行动响应政府号召。上海科学技术文献出版社精心打造的这套丛书,为全社会健康保驾护航,让大众在疫情后期更加关注基础疾病的治疗,提高机体免疫力,在这场战"疫"取得全面胜利的道路上多占

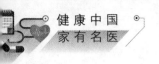
得一些先机,也希望人们可以早日恢复健康生活。

本丛书秉承上海科学技术文献出版社曾经出版的"挂号费"丛书理念,作为医学科普读物,为广大读者详细介绍了各类常见疾病发病情况,疾病的预防、治疗,生活中的饮食、调养,疾病之间的关系,治疗的误区,患者的日常注意事项等。其内容新颖、系统、实用,适合患者、患者家属及广大群众阅读,对医生临床实践也具有一定的参考价值。本丛书版式活泼大气、文字舒展,采用一问一答的形式,逻辑严密、条理清晰,方便阅读,也便于读者理解;行文深入浅出,对晦涩难懂的术语采用通俗表达,降低阅读门槛,方便读者获取有效信息,是可以反复阅读、随时查询的家庭读物,宛若一位指掌可取的"家庭医生"。

本丛书的创作团队,既是抗"疫"的战士,也是健康生活的大使。作为国家紧急医学救援队的一员,从武汉方舱医院返回上海的第一时间能够看到丛书及时出版,我甚是欣慰。衷心盼望丛书可以让大众更了解疾病、更重视健康、更懂得未病先防,为健康中国事业添砖加瓦。

王 韬

中国科普作家协会医学科普创作专委会主任委员

赴武汉国家紧急医学救援队(上海)副领队

2020 年 4 月 3 日于上海

前　言

　　下肢血管病是外科临床的常见病。随着医学科学的不断发展，临床分科越来越专业化和专科化，下肢血管病也逐渐在外科体系中成为一个有明显特色的专科疾病。由此也逐步推进了血管外科的专业化发展。

　　随着社会的发展和人均寿命的延长，下肢血管病的发生率逐年增加。怎样认识这些常见病的发生发展变化特点和规律，在经过医生诊断治疗的同时，患者也需积极配合治疗而采取相应的预防护理措施，才能更快地治愈和康复。为使下肢血管病的相关知识能在基层医疗单位和普通群众中得到普及和提升，以适应医疗卫生事业发展的需要，我们组织专家编写了这本《下肢血管病诊断与治疗》，作为临床初级医疗工作者和有兴趣了解下肢血管病相关知识的患者及普通大众的参考书。

　　本书对下肢血管病的基础知识、临床常见病的病因病理、诊断方法以及中西医治疗和护理的相关知识以问答形式作了详细阐述，同时对相关疾病的家庭自疗和预防、护理和康复也作了重点介绍。全书力求通俗易懂，并结合了专家个人临床解决实际问题的手段和方法，尤其对有中医特色和中西医结合的诊疗方法作了翔实介绍。希望能够帮助读者了解有关下肢血管病的基本知识，相信读者带着问题来阅读一定会有所收获。

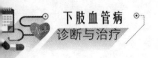
　　下肢血管病中还有许多难以明确解释和解决的问题,加上各位专家的临床经验和写作能力不同,整理、编写的水平有限,书中难免有不足之处,敬请各位读者谅解,不当之处欢迎指教。

　　　　　　　　　　　上海中医药大学附属曙光医院
　　　　　　　　　　　中医外科主任医师
　　　　　　　　　　　薛慈民

目 录

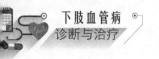

患了下肢血管病可能会有的一些表现

下肢经常疼痛是什么原因引起的

下肢经常疼痛的原因很多,主要由血管性疾病和非血管性疾病引起。

非血管性疾病如全身性疾病,矫形外科疾病,联合起源的足内附肌腱炎,距、舟关节异常,跖痛症,关节炎,肌内不平衡,肌内血肿和骨化性肌炎,网球腿,腰椎疾病压迫神经等。

血管性疾病的疼痛主要是由于下肢动脉供血不足或静脉回流障碍所造成的,可分为间歇性疼痛和持续性疼痛两大类型。当下肢动脉供血不足时,血流量减少,血压降低,在肢体活动时,肌肉收缩致使局部血流显著减少或停止,产生疼痛;血运障碍也可导致局部缺血、缺氧,导致大量乳酸等代谢产物积聚,这些物质积聚到一定浓度时可刺激末梢神经而产生疼痛。当下肢静脉回流障碍时,由于静脉瘀血,可产生炎症和溃疡而出现持续性疼痛。其在程度上不如动脉性疼痛剧烈,以胀痛为主。这类疼痛往往可通过抬高患肢或卧床休息而减轻、缓解。

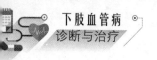

老年人行走时下肢疼痛，休息后改善的原因是什么

这种现象医学上称为间歇性跛行，往往好发于老年人，尤其是患有高血压、糖尿病的患者。

老年人随着其年龄的增长和身体的逐渐衰老，血管会发生一定程度硬化，引起管腔狭窄、闭塞，最终导致供血量减少和代谢废物堆积，肌肉的正常活动就会受到影响，从而出现行走困难，得到休息后，其下肢的供血不足情况会得到一定改善，所以又可以行走了。一旦出现上述症状，患者应及时至血管外科求治，可以延缓病情的发展，改善下肢缺血的症状。

为什么夜间休息了还会发生肢体疼痛

这种现象称为静息痛，往往出现在长期间歇性跛行之后，它的出现通常提示动脉病变的进一步加重，甚至有发展成坏疽的可能，故应引起患者的高度重视。这种疼痛多在患者平躺后10～15分钟出现，初在足趾，而后逐渐扩展至足底和足踝部。表现为针刺痛或烧灼痛，令人难以忍受，抬高患肢，疼痛加重，放低或稍作活动，疼痛减轻或消失。故患者常将患肢悬垂于床边或者下地踱步以减轻疼痛。但平躺以后，上述症状又会出现，严重影响休息。其原因是在静息状态时人体血液循环变慢，患肢的缺血程度相对加重，于是产生疼痛。

肢体缺血较严重的患者，静息性疼痛可呈持续性，不但在晚间平睡时而且在白天也感到疼痛。这是由于局部组织严重缺血、缺氧，发生缺血性神经炎所致。

为什么下肢血管病会有皮肤温度异常

皮肤温度的变化主要取决于肢体的血流量，血流量多，皮肤温度就会升高；血流量少，皮肤温度就会降低。下肢血管病多影响到血管的功能形态，进而影响到肢体局部的血流量。下肢动脉闭塞性病变程度越重，距离闭塞平面越远，血供就会越不充足，怕冷感也越明显，虽然穿得很厚但仍然有发凉的感觉。

下肢静脉病变时，因血液回流障碍，多表现为潮热感。动静脉瘘是由于动脉血液分流，局部血液量增多，而表现为局部皮温升高；雷诺病因小动脉痉挛致趾端血流量不足，使患者感觉趾端寒冷；红斑性肢痛症由于足部血管过于舒张引起局部有烧灼感。

皮温改变的具体表现是什么？如何确定

正常人体各部位的皮肤温度有差异，从躯干到四肢逐渐降

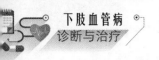
低。一般上肢温度高于下肢,拇指和踇趾的温度高于小指(趾),腕及踝以下的皮温变化较大,血管舒张时,肢体远端的皮温高于腕或踝部。皮温改变不外乎皮温升高和皮温降低。测定皮温时,应先使患者肢体暴露在温度较恒定的室内(15 ℃～25 ℃)15～30分钟,使肢体皮肤温度相对稳定后,在肢体不同平面的对称部位定点测量。

下肢血管病导致皮肤颜色改变的原因是什么

影响下肢皮肤颜色的因素,主要是下肢皮肤血管的血流速度和血液氧含量。下肢皮色异常改变主要有皮肤发红、发绀、苍白等。发红是由于小血管扩张,毛细血管内压力升高,使皮色红亮;发绀是由于血氧含量减少,血液停滞于小静脉或毛细血管;苍白是因小动脉痉挛,或动脉闭塞致血流量减少。下肢血管病导致皮肤颜色改变的常见原因如下。

(1)下肢动脉缺血性疾病如动脉硬化闭塞症而致的皮肤苍白、发绀等表现。

(2)静脉瘀血性疾病如下肢静脉功能不全时,由于血液回流障碍,静脉瘀滞引起静脉高压及红细胞渗出于血管外崩解造成小腿远侧 1/3 的"足靴区"色素沉着而皮肤发黑。

(3)血管舒张收缩功能失常如雷诺病时肢端血管扩张和扩张失调,皮色可出现苍白、潮红、发绀等改变。

为什么下肢血管病患者会有倦怠感

下肢血管疾病以静脉疾病多见，如静脉曲张、下肢深静脉瓣膜功能不全。临床表现为：表层血管像蚯蚓一样曲张，明显凸出皮肤，曲张显露，呈团块状或结节状；腿部常有酸沉、肿胀感，易疲劳、乏力，晚上重，早上轻。原因主要为静脉血管功能不全，静脉血液倒流向下，瘀积于肢体下部，血流不畅，导致静脉血不能及时与动脉血进行有氧交换，下肢的神经、肌肉、血管等组织不能及时获取营养。同理，肢体组织代谢的废物由于静脉系统循环不良，不能及时排出而瘀积于局部。所以，下肢往往因缺乏营养和代谢废物堆积而出现酸胀、倦怠的感觉。

下肢感觉异常的原因是什么

发生下肢血管病时，下肢皮肤往往会出现冷热感觉异常及麻木感、蚁行感、针刺感、酸胀感等异常感觉。一般来讲，当动脉血管出现闭塞性改变时，肢体因血供不足会出现远端肢体怕冷、发凉感；当肢体发生静脉曲张导致远端静脉血流瘀滞于下端时，则会感觉到下肢肿胀重坠感。

发生动静脉瘘的患者由于局部静脉血液流量增多，会有局部潮热肿胀感。红斑性肢痛症患者，由于足部血管舒张而感觉局部潮热

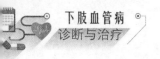
疼痛。另外,影响到下肢神经功能的疾病如脉管炎、糖尿病足等,可导致神经功能障碍,故可出现下肢麻木、针刺感、蚁行感或倦怠感等。

为什么下肢血管病患者会有肢体肿胀

在下肢血管疾病中,肢体肿胀的症状很常见,以静脉和淋巴回流障碍时更明显。如深静脉血栓形成时,静脉主干阻塞,静脉血液回流受阻,静脉压力增高(可达正常的5倍),使血液中水分向外渗出,加上毛细血管的缺氧、渗透性增高,以及淋巴回流障碍,又有小动脉反射性痉挛等因素,导致淋巴回流无动力,组织液胶体渗透压增高,水分潴留于组织间隙,从而发生水肿、肢体肿胀。

另外,静脉炎后期、静脉曲张等静脉倒流性疾病,大静脉受压(如盆腔肿瘤压迫),下肢丹毒,慢性淋巴肿等也可以引起肢体肿胀。

为什么下肢血管病会引起肢体萎缩

下肢血管病如某些慢性动脉闭塞性疾病、动脉供血不足等可引起肢体萎缩。其原因为下肢动脉血管狭窄或者闭塞,下肢血流量减少,肢体的肌肉、神经、血管等组织出现营养不良,代谢缓慢,肌肉营养摄取不足,消耗自身蛋白质。加之患者行走障碍,肢体不能得到正常的负荷锻炼,从而渐渐出现肢体肌肉萎缩。此类萎缩常伴有肢体冷痛、行走障碍等缺血症状。

为什么下肢血管病会有两侧肢体粗细不一

下肢血管病患者两侧肢体粗细不一可有以下几种情况。

（1）下肢动脉性疾病：某些慢性动脉闭塞性疾病、动脉供血不足等可以引起肌肉营养不良而见肢体萎缩，若此病变发生于一侧肢体，则出现两侧肢体粗细不一。

（2）下肢静脉性疾病：如下肢深静脉血栓、下肢静脉瓣膜功能不全、下肢静脉曲张等疾病可因为患病肢体静脉血液回流障碍而出现肢体肿胀、增粗，伴有沉重感。

（3）下肢淋巴性疾病：常见的如下肢慢性淋巴肿，因下肢淋巴管炎症或阻塞导致淋巴回流障碍，从而出现患肢肿胀增粗、皮肤增厚。也就是常见的象皮腿，或叫"大脚风"。

（4）血管畸形：如下肢动静脉瘘可因下肢静脉动脉化而出现下肢血供增多、压力增高、营养增加而患肢变粗，并伴有皮温增高，可扪及异常血管搏动等。

下肢血管病严重时为什么会发生溃疡

发生溃疡的下肢血管病主要有下肢动脉性疾病和下肢静脉性疾病。下肢动脉性疾病主要影响下肢组织的血液供应，导致下肢缺血状态。如下肢动脉硬化闭塞症，在其病变发展过程中，

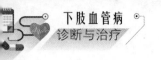
当动脉干发生狭窄或闭塞时,可造成远端局部低血压,呈缺血、缺氧状态,内皮细胞释放血管活性物质,导致小动脉扩张,通过微血管扩张代偿维持营养血流。病变进一步发展,小动脉痉挛,微血栓形成,组织间水肿,这些因素最终导致肢体末梢微循环灌注障碍,当其不能满足局部组织的生理需求时就会发生溃疡。

下肢静脉性疾病如下肢深静脉血栓、下肢静脉功能不全等疾病,其主要影响下肢静脉血液正常回流,导致下肢血液瘀滞,回流缓慢,血液不能及时得到营养物质交换,导致局部营养障碍;同时,瘀滞的静脉血液中组织的代谢产物不能及时输送排泄,瘀积于患肢,损伤局部组织,从而发生静脉性溃疡。

下肢溃疡的分类和病因是什么

下肢溃疡主要由周围血管疾病所致,可大致分为以下两类。

(1) 瘀血性溃疡:即静脉性溃疡,主要因下肢静脉血液淤积,代谢产物堆积而致。主要包括原发性下肢浅静脉瓣膜功能不全(下肢静脉曲张)、原发性下肢深静脉瓣膜功能不全、深浅交通支静脉瓣膜功能不全、下肢深静脉血栓形成后综合征等。这种溃疡多发生于小腿下 1/3 的内侧或外侧,以内侧较为多见,且多伴有周围组织肿胀、色素沉着等。

(2) 缺血性溃疡:也称为动脉性溃疡,主要因下肢动脉供血不足,局部组织缺血、缺氧所致。主要包括血栓闭塞性脉管炎、下肢动脉硬化闭塞症、下肢动脉栓塞、糖尿病足等。此类溃疡多发生于趾端,在出现溃疡前的最早症状是间歇性跛行,并出现"静息痛",容易发展为足趾坏疽、破溃,截肢率高。

以上两类溃疡也可相互夹杂、同时并见。

为什么会出现下肢肢端坏疽

下肢肢端坏疽常见于糖尿病足和下肢动脉缺血性疾病,如下肢动脉硬化闭塞症、血栓闭塞性脉管炎、下肢动脉栓塞等。

糖尿病足是由于糖尿病患者血糖长期控制不良。糖尿病的持续存在,可刺激和加速下肢动脉粥样硬化性斑块的形成,导致肢体动脉狭窄或闭塞,造成肢端供血严重不足以致坏疽,并且由于糖尿病患者对糖的利用率下降,肢体严重供氧供血不足,则进一步加重了肢端坏死的程度。

同时,糖尿病导致下肢神经病变,痛觉、温度觉等减退或丧失,对足部保护功能减弱,使足部更加容易受到损伤而继发感染,发展为坏疽。

下肢动脉缺血性疾病主要是因为下肢动脉血管腔狭窄或堵塞,下肢血供减少,导致组织缺血缺氧。当不能满足机体组织最低需求时,局部组织出现坏死,即可发生肢端坏疽。

下肢坏疽的临床表现是什么

下肢坏疽可分为湿性坏疽、干性坏疽和混合性坏疽三种临

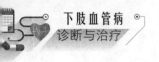
床类型。

(1) 湿性坏疽:临床多见于糖尿病足患者。多因肢端循环及微循环障碍形成,常伴有周围神经病变,皮肤损伤感染化脓。局部常有红、肿、热、痛,功能障碍,其局部坏死组织含水分多,适合腐败菌生长繁殖,如绿脓杆菌等,故腐败菌感染严重时,局部肿胀明显,呈乌黑色或黑绿色,坏死组织经腐败菌分解,可产生恶臭。严重者常伴有全身不适、毒血症或败血症等临床表现。

(2) 干性坏疽:多发生于下肢动脉硬化闭塞症、血栓闭塞性脉管炎患者。动脉阻塞,肢体远端可发生缺血性坏死,但由于静脉回流仍通畅,加之体表水分逐渐蒸发,坏死肢体局部可干燥而收缩,呈黑褐色。由于病变局部干燥,不利于腐败菌生长,因此病变发展缓慢,与周围健康组织有明确分界线,腐败菌感染一般较轻。阻塞动脉所供血的远端肢体的相应区域发生的干性坏疽,其坏疽的程度与血管阻塞部位和程度相关。较小动脉阻塞则坏疽面积较小,常形成灶性干性坏死;较大动脉阻塞则干性坏疽的面积较大,甚至整个肢端完全坏死。

(3) 混合性坏疽:多见于动脉硬化闭塞症合并感染。因肢端某一部位动脉阻塞,血流不畅,引起干性坏疽,而另一部分合并感染化脓形成。混合性坏疽的特点是湿性坏疽和干性坏疽的病灶同时发生在同一个肢端的不同部位。混合性坏疽患者一般病情较重,溃烂部位较多,面积较大,常涉及大部或全部足部。感染严重时可有全身不适,体温及白细胞升高,发生毒血症或败血症。

各种下肢血管病的临床表现

血栓闭塞性脉管炎有哪些临床表现

血栓闭塞性脉管炎的病理生理变化可归纳为中、小血管炎症所产生的局部影响和动脉闭塞所引起的肢体供血不足两个方面。其主要临床表现如下。

（1）疼痛：为本病最突出的症状。病变早期，患肢（趾）出现疼痛、针刺、烧灼、麻木等异常感觉。随着病变进一步发展，行走一段路程以后，患肢足部或小腿胀痛，休息片刻疼痛即能缓解，再次行走后疼痛又会出现。重者即使肢体处于休息状态，疼痛仍不能缓解，称为"静息痛"。此时疼痛剧烈、持续，尤以夜间为甚。患肢抬高疼痛加重，下垂后则略有缓解。患者常屈膝抱足而坐。一旦患肢发生溃疡、坏疽、继发感染，疼痛更为剧烈。

（2）发凉：下肢皮温降低，患肢发凉、怕冷，可出现动脉闭塞远端的肢体皮肤温度降低。

（3）皮肤色泽改变：患肢缺血常使皮肤颜色呈苍白色，肢体抬高后更为明显。

（4）游走性血栓性浅静脉炎：40％～50％的患者发病前或发病过程中可反复出现游走性血栓性浅静脉炎。肢体浅表静脉呈红色条索、结节状，伴有轻度疼痛和压痛。

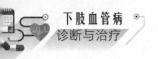

(5) 肢体营养障碍:常表现为皮肤干燥、脱屑、皲裂;汗毛脱落,出汗减少;趾甲增厚、变形,生长缓慢;肌肉萎缩,肢体变细。严重时可出现溃疡、坏疽。

(6) 肢体动脉搏动减弱或消失:根据病变所累及的动脉不同,可出现足背动脉、胫后动脉、腘动脉或尺动脉、桡动脉、肱动脉等动脉搏动减弱或消失。

血栓闭塞性脉管炎临床各期表现是什么

本病起病隐袭,常呈周期性发作,病程的演变根据肢体缺血的程度,可分为三期。

(1) 一期(局部缺血期):为病变的初级阶段,主要表现为患肢麻木、发凉、怕冷、酸胀、易疲劳、沉重和轻度间歇性跛行。当患者行走 500~1 000 m 路程后,小腿或足部肌肉出现胀痛或抽痛,如果继续行走,则疼痛加重,最后被迫止步。休息后,疼痛立即缓解,再行走后症状又出现,称为间歇性跛行。随着病情的发展,行走距离逐渐缩短。患肢皮温降低,皮色较苍白,足背动脉和(或)胫后动脉搏动减弱。常有游走性血栓性静脉炎。

(2) 二期(营养障碍期):患肢麻木、发凉、怕冷、酸胀等症状加重,间歇性跛行日益明显,疼痛转为持续性。在肢体处于休息状态下,疼痛仍不止,称为静息痛。患肢皮温明显降低,皮色更加苍白,或出现紫斑、潮红,皮肤干燥,汗毛脱落。趾甲增厚变形,小腿肌肉萎缩。

（3）三期（组织坏死期）：除上述症状继续加重外，患肢严重缺血，静息痛进一步加重，疼痛剧烈，经久不息，患者日夜屈膝抱足而坐，整夜不眠。若并发局部感染，可出现发热、畏寒、烦躁等全身毒血症状。肢端组织缺血更为严重，产生溃疡或坏疽。大多为干性坏疽，趾端干枯发黑，可向近端延伸。根据溃疡、坏疽的范围可分为三级：Ⅰ级，溃疡、坏疽局限于趾部；Ⅱ级，溃疡、坏疽超过跖趾（掌指）关节；Ⅲ级，溃疡、坏疽超过踝（腕）关节。

为什么血栓闭塞性脉管炎疼痛剧烈，难以忍受

血栓性脉管炎早期表现为间歇性疼痛，随着病情的发展，组织缺血进一步加重，在安静的状态下也会出现疼痛，疼痛处于持续状态，这是肢体严重缺血的标志。

血栓闭塞性脉管炎造成严重的肢体缺血，可因供血障碍引起缺血性神经炎而导致肢体持续性疼痛。缺血性神经炎的症状特点是有典型的神经刺激征象，疼痛性质常为持续性钝痛伴有间歇性剧烈刺痛，从肢体近端向远端放射，同时伴有感觉异常。症状常于夜间加重，可影响患者的睡眠。

也有因肢体供血严重不足，组织濒于坏死，在存活和失活之间连接组织内外的神经感觉纤维受到强烈刺激所引起。在肢体缺血形成溃疡或坏疽时疼痛尤其剧烈，患者常抱足而坐，彻夜难眠，疼痛如汤泼火燎，使患者忍不住呻吟哭叫，身心受到严重摧残，有些患者甚至产生轻生的念头。

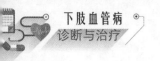

什么情况下血栓闭塞性脉管炎会出现坏疽

血栓闭塞性脉管炎为全身性血管疾病，主要侵犯四肢血管，特别是下肢血管，常首先发生在下肢中、小动脉，如胫前、胫后、足背、趾动脉（多侵犯腘动脉以下血管），而后侵犯上肢桡、尺、手掌、指动脉，病情进展时，可累及腘、股、髂动脉和肱动脉。其最主要的病理生理变化，是由于肢体血管狭窄、闭塞，引起肢体血液循环障碍和微循环障碍（缺血、瘀血）。由于肢体缺血和发生缺血性神经炎，常出现肢体发凉、麻木，间歇性跛行。随着病情的发展，患肢缺血逐渐加重，出现静息痛，营养障碍改变，皮肤干燥、光薄，趾甲干厚、变形，汗毛脱落，皮下组织被吸收等。

由于患肢血流量明显减少，血管张力丧失，对氧和其他代谢物质交换能力降低，肢端出现苍白色、紫红色或青紫色。由于长期严重肢体缺血、缺氧、瘀血，在患肢营养障碍改变的基础上，发生肌肉萎缩，皮肤松薄，或轻微外伤就可以发生肢体溃疡或坏疽，经久不易愈合。

下肢闭塞性动脉硬化症的临床表现是什么

下肢闭塞性动脉硬化症主要是肢体缺血而引起的相关临床表现。在发病早期，一般患者没有明显症状，或仅有轻微症状，如下肢怕冷,行走易疲劳。体格检查可触及下肢动脉搏动,如行走一段距离,则发现下肢动脉搏动减弱甚至消失。逐步发展可出现间歇性跛行,表现为下肢麻木、发凉、酸胀,步行后足底或小腿肌肉酸痛,被迫停止行走,休息3～5分钟,疼痛缓解后仍可行走,步行同等距离又发生疼痛。随病变的发展,间歇性跛行发生越来越频繁,而需休息的时间则越来越长,进一步发展可出现静息痛。疼痛部位多在患者前半足或趾端,夜间及平卧时容易发生,常整夜抱膝而坐。

患肢处常有营养性改变,如皮肤干燥、无汗,皮色苍白、瘀紫或潮红,趾甲增厚、变形,汗毛脱落,小腿肌肉萎缩等。有的可伴有缺血性神经炎,进一步发展可出现局部溃疡或缺血性坏疽。开始多为干性坏疽,继发感染后转变为湿性坏疽。

闭塞性动脉硬化症的主要体征是什么

闭塞性动脉硬化症的主要体征有以下几点。

(1)动脉搏动减弱或消失:由于动脉粥样硬化改变,致使主干动脉管腔狭窄以致闭塞不通,患肢动脉的搏动必然减弱或消失。

(2)皮温降低:患侧肢体皮肤的温度降低,而且是病情越重越明显,通过两侧肢体对比检查或自肢体近侧逐渐向远侧检查的方法,可以查出手感皮温改变的范围。一般可利用检查者的手背或手指伸侧粗略测试皮肤温度,应在两侧肢体相对应的部位以及肢体的远、近反复对比检查,便于发现肢体皮肤温度的差

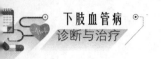
别,有条件时可以使用皮肤温度计测定。

(3)血管杂音:在狭窄动脉区可以听到收缩期血管杂音,这是闭塞性动脉硬化症所具有的一个早期体征。血管杂音的性质和动脉狭窄的程度有关,即狭窄越严重则杂音音调越长,并多伴有震颤。音调短而不清者不能说明动脉有明显狭窄。

(4)溃疡与坏疽:疾病发展至晚期,由于肢体严重缺血、缺氧而发生溃疡或坏疽,溃疡常因轻微的损伤而引起,好发于肢体的远侧部位,如趾端、甲沟处、足跟或小腿下 1/3 胫骨前缘等处。

闭塞性动脉硬化症的临床各期表现有何特点

根据闭塞性动脉硬化的发展演变过程,临床上将之分为三期,各期的表现特点如下。

第一期(局部缺血期):为疾病的初期阶段,因为动脉病变尚轻,肢体组织缺血不明显,患者主观症状少且轻微,可有患肢远侧怕冷、发凉、麻木感,或轻度肿胀和灼热不适,出现间歇性跛行症状。随着病变的不断发展,缺血程度逐渐加重,以上症状更加明显。但多数患者由于有较好的侧支循环建立,缺血得以补偿,可以较长时间保持稳定状态,皮肤颜色可正常或略变苍白、潮红。肢体动脉搏动存在,但多有减弱。

第二期(营养障碍期):病变继续发展,肢体缺血程度进一步加重,开始出现营养障碍性改变,如趾甲生长缓慢、干燥肥厚而脆硬,或形成嵌甲和嵴状形;皮肤变粗糙以及毛发消失;肌肉萎缩,小腿变瘦变细。足部皮肤呈明显苍白或紫红色,趾端发绀,并出现瘀点、瘀斑。

第三期(坏死期):为本病的晚期。动脉闭塞、侧支循环不良,肢体因严重缺血而发生溃疡或坏疽。坏疽发展迅速,从趾部开始,向上扩延可达足背乃至小腿部,严重者至大腿,以致臀部和阴囊亦坏疽。患者多伴有高热、意识模糊、食欲减退等全身中毒症状,致使身体日渐衰弱。

闭塞性动脉硬化症发生肢端坏疽的表现是什么

当闭塞性动脉硬化症发展至晚期,由于肢体严重缺血、缺氧而发生坏疽,常因轻微的损伤而引起,好发于肢体的远侧部位,如趾端。受累肢端末梢因缺血导致感觉迟钝或消失,皮肤呈暗褐色,随后出现坏死,肢端局部皮肤、肌肉、肌腱等干枯、变黑、干尸化,发展至一定阶段会自行脱落。病变部位与健康皮肤之间界限清楚,多无分泌物,一般无肢端水肿。

闭塞性动脉硬化症与血栓闭塞性脉管炎的临床表现有何不同

闭塞性动脉硬化症多在 40 岁以后发病,为中老年人的常见病,男女发病率逐渐接近;血栓闭塞性脉管炎多发生于 20～40 岁

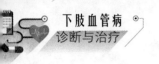
的青壮年男性,女性患者极为罕见。血栓闭塞性脉管炎大多有明显发病诱因,如60%～70%的患者有受寒冻、潮湿或外伤史,95%以上的患者有严重吸烟嗜好等。

血栓闭塞性脉管炎患者中有40%～60%并发小腿游走性血栓性浅静脉炎,而闭塞性动脉硬化症无此种表现。在临床症状的表现上,同样病情,血栓闭塞性脉管炎疼痛显得更为剧烈,患肢皮肤的温度和颜色改变、肢体营养障碍的征象,以及足背动脉、胫后动脉搏动减弱或消失都出现得较早而且明显;后期形成的溃疡或坏疽亦多局限于足趾部,病程长,进展缓慢,与闭塞性动脉硬化症截然不同。

糖尿病足的临床表现特点是什么

(1) 足部皮肤瘙痒、干燥、汗毛少、少汗,颜色变黑伴有色素沉着。肢端发凉,或水肿,或干燥。

(2) 肢端感觉异常。包括双足袜套样麻木,以及感觉迟钝或丧失。多数还可出现痛觉减退或消失,少数出现患处针刺样、刀割样、烧灼样疼痛,夜间或遇热时加重。常有鸭步行走、间歇性跛行、静息痛等。

(3) 肢端皮肤干裂,或形成水疱,足部发红、肿胀、糜烂、溃疡,可出现足部坏疽和坏死。同时,糖尿病患者可定期至专科医生处进行相关检查,注意发现糖尿病足的信号:①肢端肌肉萎缩、发硬,骨质破坏,容易发生骨折;②足部畸形,形成弓形足、槌状趾、鸡爪趾等;③肢端动脉搏动减弱或消失,双足皮色青紫,有时血管狭窄处可闻血管杂音,深浅反射迟钝或消失;④足部感染,包括红肿、疼痛和触痛,脓性分泌物渗出,捻发音,或深部窦道等。

糖尿病足早期血管病变特点是什么

早期患者常有肢体发凉、怕冷或怕热、麻木、疼痛,在寒冷季节或夜间加重。有的患者首先出现间歇性跛行,当行走一段路程时小腿肚和足掌出现胀痛、疲累,稍休息片刻即缓解;重者可有股部或臀部间歇性跛行,提示有较大血管病变引起下肢的缺血。一般建议糖尿病患者早期发现、早期诊断、早期治疗,避免后期并发症的发生和额外的医疗费用支出。

糖尿病足不同性质坏疽的表现特点如何

根据糖尿病足病变的性质,可分为湿性坏疽、干性坏疽和混合性坏疽。

(1) 湿性坏疽:表现为肢体远端局部软组织皮肤糜烂,开始形成浅溃疡,继之糜烂深入肌层,甚至损坏至骨质,大量组织坏死腐败,形成大脓腔,排出较多的分泌物,周围红、肿、热、痛明显。这是糖尿病足坏疽的主要类型,往往导致截肢。

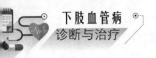

（2）干性坏疽：受累肢端末梢因缺血导致感觉迟钝或消失，皮肤呈暗褐色，随后出现坏死，肢端局部皮肤、肌肉、肌腱等干枯、变黑、干尸化，发展至一定阶段会自行脱落，病变部位与健康皮肤之间界限清楚，多无分泌物，一般无肢端水肿。

（3）混合性坏疽：湿性坏疽与干性坏疽的临床特点同时存在，既有肢端（多在趾指末端）的缺血干性坏死，又有足背、足底、小腿等处的混合性坏疽。

糖尿病坏疽临床如何分级

糖尿病坏疽可分为神经性、缺血性和混合性。根据病情的严重程度进行分级，最常用的分级方法为 Wagner 分级法。糖尿病足的 Wagner 分级法如下。

0 级：有发生足溃疡危险因素，目前无溃疡。

1 级：表面溃疡，无感染。

2 级：较深的溃疡，影响到肌肉，无脓肿或骨的感染。

3 级：深度感染，伴有骨组织病变或脓肿。

4 级：局限性坏疽（趾、足跟或前足背）。

5 级：全足坏疽。

通常情况下，如坏疽并发感染，则局部肿胀，此时需立即就医，否则可导致坏疽范围迅速扩大，出现全身感染中毒症状，如不能有效控制，常需急诊截肢，以挽救生命。

糖尿病血管病变和神经病变的主要表现如何

1. 血管病变

糖尿病血管病变早期常有肢体发凉、怕冷或怕热、麻木、疼痛，在寒冷季节或夜间加重。有的患者首先出现间歇性跛行，当行走一段路程时小腿肚和足掌出现胀痛、疲累，稍休息片刻即缓解，重者可有股部或臀部间跛，提示有较大血管病变引起下肢的缺血。随着病变的进展，上述症状逐渐加重，间跛距离日渐缩短。当病变发展至下肢缺血严重时，不行走也发生疼痛，越休息疼痛越重，称为静息痛。这种疼痛多发生于足趾及足的远端，平卧休息时疼痛加重，夜间尤甚，影响睡眠。当下肢下垂时疼痛可稍缓解，这是由于睡眠时心输出量减少，下肢灌注血量最少，以及代谢产物蓄积刺激所致。若使下肢下垂，利用重力作用，增加下肢血流量，可以减缓疼痛，因此不少患者经常被迫坐着睡觉，导致下肢继发性水肿，进一步加重病情。当肢体缺血严重时，肢端可发生溃疡和坏疽。

2. 神经病变

糖尿病神经病变表现为末梢神经功能障碍，其主要表现有两种。

（1）对称性周围神经病变：为最早、最常见的神经病变。常双侧对称，以四肢末端感觉障碍为主，下肢多于上肢，出现对称性疼痛和感觉异常，疼痛呈针刺痛、灼烧痛或钻凿样疼痛，甚至

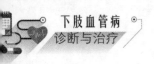
剧烈疼痛,难以忍受,夜不能寐。感觉异常多先于疼痛出现,常见有麻木、蚁行、虫爬、发热、怕冷和触电样感觉,往往从四肢末端上行,呈对称性"手套"和"袜套"样。感觉迟钝,对痛觉、温觉刺激不敏感,震颤感觉和触觉也减弱,即所谓"无痛足"。

(2)非对称性周围神经病变:以单侧下肢损害为主,多以运动神经受累而产生运动性障碍为主。由于运动神经受累,肌力常有不同程度的减退,并有不同程度的肌肉消瘦、萎缩和疼痛,局部肢体尤其是下肢活动受限,肢体软弱无力。如上肢神经受累可有上肢抬举受限和乏力感。

为什么糖尿病血管病变容易发生继发感染

由于糖尿病患者大多并发血管病变,导致肢体缺血逐渐加重,局部皮肤因营养障碍而产生抵抗力不足,为细菌的侵入、繁殖和感染迅速扩大提供了有利条件。轻度的外伤(抓伤、修指甲、鞋袜摩擦伤、皮肤干裂等)常是细菌侵入的方式。在损伤后,由于局部自身防御功能薄弱和神经功能障碍,往往容易发生继发感染。

下肢静脉曲张的临床表现是什么

下肢静脉曲张发生于大隐静脉与小隐静脉,以大隐静脉曲张为常见。多见于长期从事站立工作的中年人,早期多无明显不适感,随着病情的发展,患者可感到肢体沉重、酸胀、疼痛、疲劳等。站立过久,小腿、足踝部可出现水肿,有时出现小腿肌肉痉挛现象,至后期可并发小腿慢性瘀血性溃疡,经久不易愈合。

下肢静脉曲张为什么有肿胀

单纯性原发性下肢静脉曲张一般无患肢肿胀,当伴有踝交通支瓣膜功能不全或深静脉瓣膜功能不全时,不能有效地防止血液发生逆流,致使血液瘀滞于下肢,足踝部及小腿可出现不同程度的肿胀,深静脉瓣膜功能越差患肢肿胀越明显。如淋巴管受累,同时并发淋巴管水肿,则患肢肿胀更为明显。

下肢静脉曲张的并发症有哪些

(1)血栓性浅静脉炎:由于下肢静脉曲张,静脉壁严重变性,静脉血流瘀滞,因此常并发血栓性浅静脉炎,表现为下肢静脉曲张,出现红肿、灼热、疼痛,沿曲张的静脉可触及硬结节或索状物,并有压痛。

(2)浅静脉出血:由于静脉曲张,静脉压力极度增高,静脉壁厚薄不一,轻微的损伤就会导致静脉破裂出血。由于静脉压力

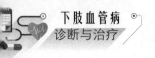
高,有时小静脉可自发破裂而引起出血。

（3）瘀血性皮炎：由于患肢皮肤瘀血、缺氧,发生皮肤营养障碍,皮肤萎缩、干燥、脱屑、色素沉着、渗液、瘙痒。主要发生于小腿下 1/3 或小腿下 2/3 处。

（4）继发感染：由于患肢抵抗力减弱,容易发生继发感染。常见有血栓性浅静脉炎、丹毒、急性蜂窝织炎等。

（5）瘀血性溃疡：患肢皮肤营养障碍加重,轻微外伤即可发生小腿慢性溃疡,很难愈合。

下肢静脉曲张会遗传吗

下肢静脉曲张与遗传有关,往往一个家族中父母或兄妹多人均有患病。因此,询问家族史对诊断下肢静脉曲张很有意义。

下肢血栓性浅静脉炎临床表现有什么特点

血栓性浅静脉炎是位于人体体表可视静脉发生的血栓性炎症,临床表现为沿浅静脉走行部位出现红、肿、热、痛,有条索状物或硬结节,触痛明显。最常见的病因与浅静脉置管、刺激性药物、感染等造成的静脉内膜损伤有关;也可因血液瘀滞发生于曲张的浅静脉。此外,某些恶性肿瘤能释放一些促凝物质,亦可并发血栓性浅静脉炎。

下肢深静脉血栓形成初期临床表现是什么

下肢深静脉血栓形成后，可导致血管壁及其周围组织的炎症反应，以及血栓阻塞静脉管腔，造成静脉血液回流障碍，故其初期临床表现主要为疼痛、下肢肿胀和全身反应。疼痛多出现在小腿背侧、大腿或腹股沟等区域。主要是因为血栓激发静脉壁炎症反应和血栓远端静脉急剧扩张、刺激血管壁内末梢神经感受器的缘故。肿胀可表现为双下肢肿胀，但绝大多数为单侧下肢肿胀，主要是因为血栓形成后，血液回流障碍所致。全身反应主要包括体温升高、脉率增快、白细胞增多等。

下肢深静脉血栓临床症状有哪些特点

下肢深静脉血栓临床症状特点有疼痛、肿胀、浅静脉曲张和全身反应。

（1）疼痛：是最早出现的症状，主要因血栓激发静脉壁炎症反应和血栓远端静脉急剧扩张，刺激血管壁内末梢神经感受器的缘故。疼痛多出现在小腿背侧、大腿或腹股沟等区域，但不会表现为足或趾的疼痛。

（2）下肢肿胀：是最主要的症状。肿胀的程度依静脉闭塞的

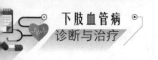

程度和范围而定,可分为小腿静脉血栓形成、髂股静脉血栓形成和股青肿。小腿静脉血栓形成是指小腿肌肉静脉丛血栓形成和腘静脉血栓形成,病变主要在小腿,表现为小腿的肿胀;髂股静脉血栓形成,是指起源于髂股静脉的血栓形成,主要表现为大腿内侧(股三角)明显胀痛,以及下肢广泛性明显肿胀;股青肿是指全下肢深静脉血栓形成的严重类型,整个下肢深静脉系统广泛血栓形成而完全阻塞,下肢静脉血液回流严重障碍,同时引起肢体动脉痉挛,出现下肢血液循环障碍,表现为整个下肢广泛性严重肿胀,呈青紫色。

(3)浅静脉曲张:是深静脉血栓形成后,人体所产生的继发性代偿反应,有利于下肢静脉回流。

(4)全身反应:是指静脉血栓形成后,均会引起程度不同的全身反应,主要包括体温升高、脉率增快、白细胞增多等。但体温一般不超过 38.5 ℃,白细胞总数极少超过 $10 \times 10^9 / L$。

如何判断下肢发生深静脉血栓形成的严重程度

全下肢深静脉血栓形成是一种严重类型,因为整个下肢深静脉系统广泛血栓形成而完全阻塞,下肢静脉血液回流严重障碍,同时引起肢体动脉痉挛,出现下肢血液循环障碍。临床上表现为发病急骤,患肢剧烈胀痛,整个下肢广泛性严重肿胀,呈青色,伴有瘀斑、水疱、肢体发凉、股动脉搏动减弱、足背动脉和胫后动脉消失。严重者可表现为全身性反应,症状严重,发热

39.0 ℃以上，由于大量的血浆、组织液因血管阻塞而滞留在患肢，引起低血流量性休克，同时可发生足部趾端坏疽，或发生静脉性肢体坏疽。如病情进一步危重，则并发全身多脏器功能衰竭，甚至危及生命。

下肢淋巴水肿的临床表现如何

下肢淋巴水肿早期病变表现为肢体局部肿胀。手指按压时可呈现明显的凹陷性压痕，抬高肢体和卧床休息后肿胀可消失或减轻。日久随着疾病发展，皮下组织发生纤维结缔组织增生，肢体可明显变粗，皮肤增厚、变硬、弹性消失，指压时凹陷性压痕不明显，休息和抬高患肢也不能使肿胀消减。

下肢淋巴水肿日久会发生哪些变化

下肢淋巴水肿疾病演变过程中，因局部炎症使淋巴管急性阻塞，造成淋巴液回流受阻，导致淋巴液在皮下持续积聚，从而产生组织间隙水肿，造成皮内和皮下纤维组织增生，继而加重淋巴管的阻塞，形成新一轮的恶性循环。其在临床上表现：皮肤进行性增厚、角化，进而变得粗糙，因脂肪组织变性和纤维结缔组织增生而被大量纤维组织代替，皮肤及皮下组织极度增厚，坚硬如象皮，形成典型的"象皮腿"；甚至出现疣状的皮肤组织增生、

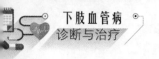
裂纹,并可继发感染,形成溃疡,少数可发生恶变。

急性淋巴管炎的临床表现如何

急性淋巴管炎常发生于人体四肢,多因手或足部外伤导致继发感染而诱发。其主要表现为肢体的一侧出现1~3条红线,由四肢远端向近端蔓延。红线表面及附近皮肤温度会升高,有时局部会变硬,按上去会有疼痛感。急性淋巴管炎发生部位附近的淋巴结处也会肿大、有疼痛感。如果导致发病的细菌毒力过强,可伴随明显的全身症状,如全身不适、发热、怕冷、头痛、食欲不振等症状。

丹毒的临床表现有什么特点

患者多先有头痛、畏寒、发热、全身不适等,经过12~24小时后,体温突然升高,可达 39 ℃～40 ℃。病变处皮肤呈现片状充血,其色鲜红,状如涂丹,与周围皮肤分界明显。有明显的灼热感,但疼痛多不太剧烈,用手指按压时,红色可消退,抬起手指后,红色又很快恢复。随病情进展,红色向四周扩延,其中央部分红色变浅、脱屑,呈棕黄色,严重者可出现水疱,但极少化脓,可出现附近淋巴结肿大与压痛。本病发无定处,中医根据发病部位的不同又有不同的病名,如生于躯干部者,称"内发丹毒";

发于头面部者,称"抱头火丹";发于小腿足部者,称为"流火";新生儿多发于臀部,称"赤游丹"。

为什么下肢丹毒易反复发作

　　丹毒的复发往往和人体皮肤破损以及机体免疫力降低有密切关系。一是皮肤有破口,细菌可经破口侵入引发感染,因而要预防下肢皮肤外伤、足皲裂等,还要积极治疗下肢皮肤损害性疾病,如足癣、慢性溃疡、血管炎、糖尿病足等;二是局部皮肤抵抗力下降,引起抵抗力下降的常见疾病有大隐静脉曲张、血栓性静脉炎、丝虫病象皮肿、皮肤慢性营养不良等病。可并发局部皮肤瘀血、缺氧、循环不良,致使抗病能力下降,成为丹毒复发的内因。祛除病因,改善局部缺氧、缺血,增强抗病能力,可预防丹毒复发。

变应性血管炎的临床表现有哪些

　　该病任何年龄均可发病,多发生于青壮年。最常见的初发症状是皮肤损害,多发生于下肢,散在分布,以小腿和足背之身体下垂部位最多。常对称分布,皮疹多呈多形性,如斑丘疹、丘疹、紫癜、瘀斑、结节、溃疡等。瘀斑几乎是必有损害,由于血管壁的炎症细胞浸润和渗出,故这种瘀斑都是高于皮肤表面而可

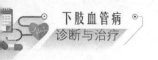
触及的。

变应性血管炎临床分哪几型

根据疾病发展的不同阶段,临床上将皮肤变应性血管炎分为以下三型。

(1) 急进型:常伴有全身症状,局部损害主要在下肢、臀部和臂部,多见出血性水疱、大疱、坏死性皮炎。有的呈多形红斑,偶尔颜面、口、鼻、肛门、生殖器等处可出现瘀点样损害。

(2) 亚急型:丘疹、红斑、结节、坏死性皮损,常融合成片,并伴有风团,全身症状轻。

(3) 慢性型:常见全身症状,出现丘疹、斑疹、斑点、水疱或风团。

结节性血管炎的临床表现有哪些

本病多发于 30 岁后的女性,偶发于青年女性和男性。皮损为皮下结节至较大的浸润块,好发于下肢,特别是小腿后侧,亦见发于大腿及上臂。可仅一侧小腿发生,或一侧小腿发生的结节多于另一侧,常不对称。结节有自发痛或压痛,发展慢,但有时呈急性,表面皮肤红热。有的结节排列呈线状,沿皮肤浅静脉走行方向发生。多不发生溃疡,2～4 周消失或遗留纤维性结节,消退很慢。结节经过一定时间常反复发作,但预后良好,一般不侵犯其他器官,病程较长。

急性下肢动脉栓塞的临床表现有哪些

主要表现为疼痛,皮肤苍白,感觉障碍,动脉搏动消失,组织坏死。

(1) 疼痛:大多数患者有急骤发生的肢体剧烈疼痛,疼痛部位始于栓塞处,以后逐渐蔓延至栓塞的远端肢体。

(2) 皮肤苍白、温度降低:由于栓塞动脉远端供血障碍,皮肤呈蜡样苍白,如果皮下静脉丛尚有少量血液,则在苍白的皮肤底色上出现大小不一的青紫斑。

(3) 感觉和运动障碍:当周围神经已有缺血性损害时,肢体远端可出现皮肤感觉缺失区,其近端有感觉减退区和皮肤感觉敏感区。

(4) 动脉搏动减弱或消失:由于栓塞远端的动脉血流量减少,使动脉搏动减弱,甚至搏动消失。

(5) 组织坏死:一旦动脉栓塞病程较长,终将发生不可逆的组织缺血坏死。除了末梢动脉栓塞造成趾的干性坏死外,主干动脉阻塞时组织坏死范围广泛,肢体冰冷,色泽暗紫,并呈网状青紫;皮肤出现水疱,内含血性渗出液;组织增厚、发硬。

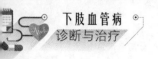

如何观察下肢皮肤温度变化与动脉栓塞的关系

皮肤温度改变主要与动脉栓塞的部位有关,当腹主动脉分叉段栓塞时,臀部及双侧下肢皮温降低;髂动脉栓塞时,同侧大腿皮温下降,而股动脉栓塞者大腿中部以下皮温降低;腘动脉栓塞,小腿中段及其远侧皮温降低。

了解一些下肢血管病的常识

周围循环系统的正常结构是怎样组成的

周围循环系统是指血液和淋巴液运行的管道系统,可统称为"脉管",具体有动脉、静脉、毛细血管和淋巴管之分。

动脉的管壁较厚,有内膜、中膜、外膜三层结构,根据口径不同,动脉分为大、中、小三种。大动脉包括主动脉、颈总动脉、锁骨上动脉和髂动脉。大动脉的内膜较薄,而中膜较厚,有丰富的弹性组织,外膜较薄,含有胶原纤维及滋养小血管等。中动脉直径在 1 mm 以上,结构与大动脉相似,如颈动脉、腋动脉、髂外动脉、股动脉等。中动脉的特点是中膜内含有大量平滑肌,故又称为肌性动脉,在平滑肌收缩时血管腔直径有明显改变。小动脉直径在 0.1～1 mm,厚度与管径比为 1：2,内膜为内皮细胞和内弹力膜,中膜有较宽整的平滑肌,外膜有纤维结缔组织和少量弹性组织。

静脉的管腔较大,管壁薄而弹性纤维少,静脉壁的三层结构不如动脉清晰。中小静脉腔内有内膜褶皱形成的瓣膜,可阻止血液逆流,从而达到下肢静脉血流由下而上的回流来完成血液循环。静脉也有大、中、小三种。大静脉直径在 10 mm 以上,包括上、下腔静脉,无名静脉,颈内静脉和肝、门静脉。大静脉的外

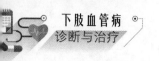

膜较厚,有大量纵行的平滑肌束,丰富的滋养血管和神经。中静脉直径在 2～10 mm,多伴行于相应动脉如颈静脉、腋静脉、股静脉等。中静脉内膜较薄,在血管分支附近,内膜形成瓣膜;中膜为数层环形平滑肌细胞和少量胶原纤维;外膜与大静脉相似,主要为结缔组织和纵行的平滑肌束、滋养血管及神经。小静脉直径在 2 mm 以下,从毛细血管转变为静脉时,最初只在内皮细胞外加一层结缔组织和细胞,当管径在 0.2 mm 以上时,中膜出现整齐的环形平滑肌。外膜含有不整齐的弹性纤维层。

毛细血管直径在 5～15 μm,由 1～5 个内皮细胞围绕而成,管壁结构简单、只有一层内皮细胞和基膜,膜外有极薄层的结缔组织,其中有散在的外皮细胞,起着平滑肌样的收缩作用,以调节管腔的大小。

淋巴管是一个辅助的循环系统,与静脉结构相似,管腔内有瓣膜,以促使淋巴液只向一个方向流动。小淋巴管分内、中、外三层,内膜形成瓣膜,中膜由结缔组织和散在平滑肌细胞组成,外膜是结缔组织和弹性组织。全身的淋巴循环汇集为两个总干,左侧是胸导管,右侧是颈总干,均回流到左、右颈静脉角内。淋巴管除受神经支配外,尚有自主舒缩功能。

皮肤微循环是怎样组成的

皮肤由表皮、真皮和皮下组织组成。真皮和皮下组织分布有丰富的微血管、淋巴管及神经组织等。皮下深部有皮下血管丛。真皮深层有小动脉丛，真皮中层有较细的动、静脉丛，真皮乳头下层有乳头下静脉丛等，各丛之间有错综复杂的分支连接，形成了皮肤微小循环系统。由于皮肤血管的扩张收缩，血管内的血容量可变化。

血管在止血和抗血栓形成方面有何作用

正常生理状态下，血管中不断有血液在循环流动，提供人体各组织器官新陈代谢所需要的能量，血液既不能跑出血管外，也不能凝结在血管中。维持这种生理状态的血液循环是由机体内存在的凝血系统和抗凝系统相互保持的动态平衡。一旦这种平衡遭到破坏，则可导致出血或血栓形成。临床上前者称为出血性疾患，后者称为血栓形成性疾患。

通常保持血管壁完整是防止出血的重要条件。血管壁完整状态下，虽有血小板或凝血因子异常，也可能并不出血；反之，只要血管壁异常，就可能导致出血。血管壁的完整性依赖于内皮细胞的完好，有足够的维生素 C 以合成内皮细胞间的黏合质。血流中血小板桶状分布，以进一步保护血管壁的完整性。血管壁中有弹性纤维所保持的良好弹性及柔韧性，并有相应的神经、体液参与调节，当以上环节有缺陷或异常时，就可能导致出血和微血管损伤后的出血障碍。

正常的血管壁有防止血栓形成的能力，主要因血管内皮细胞合成前列环素（PGI_2），其具有扩张血管及抑制血小板聚集的

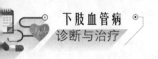
作用,能合成纤溶酶原活化物,使微小蛋白凝块得以溶解;能合成蛋白浆糖以抗凝;能合成血栓调节素,其与凝血酶协同激活生理性抗凝物质蛋白 C 而抗凝。而当血管壁由于创伤、感染、代谢中毒、缺氧等因素损伤时,生理性抗血栓能力减弱,就可能形成血栓,并产生一系列临床症状。

周围血管病主要包括哪些

周围血管疾病主要包括动脉性疾病,如血栓闭塞性脉管炎、闭塞性动脉硬化症、糖尿病血管病变及下肢动脉栓塞等;静脉性疾病,如静脉曲张、血栓性静脉炎、深静脉血栓形成等。

从病理上看,周围血管疾病有血管炎症、血管阻塞、血管功能紊乱,以及血管肿瘤、动脉瘤、先天性血管畸形等。

下肢血管病为什么与时令气候有关

从中医学的认识角度分析,下肢血管病发生既有内因,也有外因的作用。虽然在周围血管疾病的病因中强调内因占主要地位,但外部因素往往是致病的条件。按照中医学"天人合一"的整体观分析,常常把自然气候和人体发病联系起来,从客观表现上来研究气候变化与人体健康和疾病的关系。由于自然界的气候是变化多端的,当这种变化超过人体的适应能力,就会影响到人体的脏腑功能活动,继而发生各种疾病。

在一年的四季变化中,每个季节的气候都有它的不同特点。下肢血管病多在体表见到病变,其发生与气候的关系是非常密切的。例如,血管闭塞性脉管炎多发生在寒冷的季节;夏天湿热暑气炽盛,则易致急性静脉炎、丹毒等病。故时令气候变化时,应重视这些与气候密切相关的下肢血管病,采取相应的对症处理方法预防和及早治疗,以避免疾病的加重而增加治疗的难度和患者的痛苦。

下肢血管病为什么与地域有关

中医学早就认识到地理环境与疾病的发生有密切关系。在《素问·阴阳应象大论》中曾经提出了"东方风盛则伤筋,南方热盛则伤气,中央湿盛则伤肉,西方燥盛则伤皮毛,北方寒盛则伤血"。下肢血管病的发生也同样可由于不同地域的地理条件,以及人们的生活习惯不同而有差异,有的疾病在北方多一些,有些疾病在南方多一些。比如,以手足怕冷为主要特点的血管病在相对寒冷的北方较多,而由热毒引起的血管病,如下肢丹毒、臁疮等就在南方较多见。又如,下肢淋巴水肿、淋巴管炎等也是多发生在南方丝虫病流行地区。

此外,由于地理环境的不同,如地势的高低也能影响疾病的变化,尽管是同一种病,其致病的情形也是不一样的。如静脉炎发生在北方多由于寒湿所引起,发生在南方则多因湿热为患,在

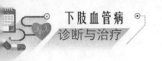
治疗上略有区别。动脉硬化闭塞症中南方的患者多由痰浊瘀滞引起,见于肥胖,苔黄腻、质暗者;北方的患者多因寒湿凝结脉络,见于怕冷、肢端不温,苔薄白、舌质淡,两脉沉细者。

下肢血管病的病因与部位及体质的关系如何

根据对外科疮疡类疾病的观察,古人早就发现了某些疾病与发病部位的关系密切。清代名医高秉钧在《疡科心得集·例言》中指出:"疡科之证,在上部者,俱属风湿、风热,风性上行故也;在下部者,俱属湿火、湿热,水性下趋故也;在中部者,多属气郁、火郁,以气火俱发于中也。"下肢血管病以下部发病为主,病症初起多由外感因素引起,多数为湿火、湿热病邪所致,如下肢丹毒、急性静脉炎及血栓性静脉炎等。

由于人的体质差异较大,秉性有别,生活习惯亦有所不同,因此体质与发病的关系相当密切。如年轻体壮者多患实证,年老体虚者多患虚证。在下肢血管病中也会反映出与体质因素相关的联系。如人到中年后,多有心气不足,血运乏力而气机紊乱,气血不和、血管瘀滞而导致动脉硬化闭塞症。而气阴两虚、血热夹毒,则易引起血管瘤。此外,由于下肢血管病以血管病变为主,同一种疾病,在不同阶段由于个体体质的差异,症状可能会截然不同,转归和预后的变化也是有差异的。因此,重视对不同体质患者的病因分析和有针对性的治疗是非常重要的。

什么是血栓闭塞性脉管炎

　　血栓闭塞性脉管炎,即通常所说的"脉管炎",中医学归属于"脱疽"范畴,是一种侵犯血管的炎症和血管闭塞性的慢性血管病,就是指人体血管管腔发生狭窄或闭塞的疾病,主要发生在四肢,特别是下肢的血管。这种病多发生于青壮年男性,大多数人有几年甚至几十年的吸烟史,或长期处于寒冷潮湿的环境,又不注意保暖,可使血管闭塞导致脉管炎的发生。

　　脉管炎发病初期,患者可出现患肢发凉、怕冷、麻木、酸痛,间歇性跛行(即走路稍多下肢就会酸痛,需要停停再走)等肢体缺血的症状;至中期症状加重,下肢酸胀疼痛明显,尤其是夜深人静时远端肢体(如手、足部位)疼痛剧烈,不能入睡,称为"静息痛",并出现患肢的肌肉萎缩、皮肤干燥、汗毛脱落等血液供应减少、营养缺乏的症状;后期症状进一步加重,肢端经常冰冷,皮肤颜色发暗,甚至出现皮肤溃烂、足趾发黑、坏死等严重症状。

血栓闭塞性脉管炎的病因是什么

　　血栓闭塞性脉管炎的发病原因目前尚未完全清楚,至今只能说是由多种综合因素所造成,可能与吸烟过多、遭受寒冷、外来伤害及各种感染等因素有关。当然,吸烟是血栓闭塞性脉管

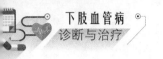

炎发病的一个重要因素,还有年龄、性别、居住地域及自身免疫等方面的影响。

在以上几种发病因素中,一致认为吸烟是脉管炎的一个极其重要的诱因。据流行病学调查,在血栓闭塞性脉管炎患者中,90%以上都有吸烟史,且常为嗜烟者(每天吸烟1～2包甚至更多)。如发病后继续吸烟者,虽经各种治疗症状会有缓解,但病情常很难好转,戒烟后经常不能改善症状,并且病情容易复发,而再吸烟又可使病情再发及加重,这种现象充分提示了吸烟与发病及病情的关系。因为烟草中含有的尼古丁可引起小血管痉挛,因此,尼古丁在脉管炎的发病中是"领衔主演",在男性为主的脉管炎各种发病因素中吸烟是主要原因。所以,"潇洒"的男士们,要想远离"脉管炎",只有坚决彻底地远离吸烟。

有关年龄的资料表明,脉管炎虽然在青壮年时期即可发生,但随着年龄增加发病率有增高的趋势。这与患者有较长时间的吸烟史,容易合并糖尿病和心血管系统疾病密切相关。高血压、高血脂也是造成血栓闭塞性脉管炎的又一重要因素。高血压可导致小血管痉挛及硬化,高血脂增加血黏度,减缓血流速度。两者同时存在更容易使肢体远端小血管闭塞,导致脉管炎的发生。

外界寒冷和潮湿的刺激可以导致血管痉挛,如长期处于寒冷和潮湿环境中,可使血管闭塞;机体抵抗力低下时容易发生细菌感染,也容易发生血管闭塞、下肢溃疡或坏死。中医学将血栓闭塞性脉管炎归属于脱疽范畴,认为脉管炎的发生大多由于患者体质较差,脾胃运化功能不健,肾阳气不足,如有外受寒冷、寒湿之邪侵袭肢体,或外伤血瘀等诱发因素,均可导致经脉瘀阻,使气血不能到达肢端,致气血凝滞、脉络阻塞而发病。

什么是闭塞性动脉硬化症

闭塞性动脉硬化症是指周围动脉因血管内膜粥样硬化性改变,引起动脉管腔狭窄或闭塞,发生肢体血液循环障碍,导致血液供应不足而产生各种临床症状及体征的一种疾病。闭塞性动脉硬化症大多发生于50～60岁及以上的中老年人,男性尤其多发。常见有合并高血压、高脂血症、糖尿病和心脑血管疾病等。糖尿病患者闭塞性动脉硬化症发病较早,并且病变范围广泛。病变多发生于血管分支处,引起管腔狭窄或闭塞,导致病变远端血液供应不足。下肢闭塞性动脉硬化症典型的临床表现为"间歇性跛行",即在行走一段路程后患肢肌肉痉挛、抽筋、疼痛及乏力,造成"跛行"样行走,休息后可以缓解,再次走路又重复发生同样的情况。另一种症状为"静息痛",尤其是夜间疼痛明显,患者常抱腿而坐,不能入睡,而下垂或稍冷时减轻。也可有足部冰冷、感觉异常、皮肤苍白或青紫、皮下脂肪萎缩等表现,甚至可以出现小腿部及足部干性坏疽或溃疡。下肢闭塞性动脉硬化症是全身性动脉粥样硬化在肢体的局部表现。

下肢闭塞性动脉硬化症的病因是什么

闭塞性动脉硬化症的发病原因学术界至今没有明确定论,

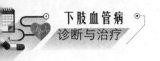

目前认为其发病与年龄、性别、吸烟、高脂血症、高血压、糖尿病、肥胖及精神紧张等因素有关。

(1)年龄:随着年龄的增长,人体动脉血管也可发生退行性改变,血管内膜受到损害,粥样斑块在血管壁沉积,造成管腔狭窄甚至闭塞。

(2)性别:闭塞性动脉硬化症的发生,男性多于女性。可能与女性激素有保护血管的作用有关。

(3)吸烟:尤其长期吸烟是引起闭塞性动脉硬化症的主要原因。烟草中含有的尼古丁是缩血管物质,可以引起小血管痉挛,吸烟后可使皮肤血管收缩,血流减慢。烟草中几千种化学成分能够损伤血管内膜的内皮细胞,促进动脉粥样硬化的发生和发展。

(4)高脂血症:随着人民生活水平的提高,过多摄入高脂肪类食物,使血中胆固醇浓度增高,沉积在血管壁,容易引起动脉粥样硬化,产生下肢闭塞性动脉硬化症。

(5)糖尿病:糖尿病患者血液中长期糖浓度过高,使大、中血管及血管内膜都有异常改变,容易发生血栓,形成栓塞,而且糖尿病患者抵抗各种感染的能力较差,容易发生血管炎症。糖尿病患者发生动脉硬化闭塞症较无糖尿病者多,且动脉硬化发生得早,程度更严重。

下肢闭塞性动脉硬化症的危害是什么

由于下肢闭塞性动脉硬化症是一个缓慢发生的过程,病变早期常常没有明显的临床表现,容易被忽视。而随着病变的发展,血管腔狭窄逐渐加重,肢体远端长期血液供应不足,可以发生肢体皮肤溃疡、坏死,甚至出现需要截肢的情况。

我们已经知道闭塞性动脉硬化症是全身性动脉粥样硬化的表现,如果四肢动脉有粥样硬化斑块形成,往往以下肢症状较为严重。由于动脉管腔狭窄或闭塞,致使闭塞以下部位,即肢体远端供血不足,其危害程度根据动脉闭塞部位、闭塞范围,以及侧支循环(即周围新生小血管)建立后的代偿程度和肢体缺血的发展速度等而有所不同。当病情进展较快时,侧支循环不能及时形成,那么流向下肢的血液供应就会很快减少,患者则开始出现下肢缺血的症状,可表现为皮肤营养不良而萎缩变薄,皮肤干枯、瘙痒,严重时进一步出现典型的"间歇性跛行"和休息时或夜间安静时肢体的剧烈疼痛。

如果闭塞动脉部位高、范围大,或者是主要部位动脉突然阻塞,则可继发动脉血栓,造成动脉栓塞,这时阻塞远端的肢体就会在短时间内出现缺血症状,发生急性肢体坏疽,危害极大。

糖尿病引起的血管病主要表现是什么

糖尿病引起的血管病最主要表现在眼睛的视网膜、心脏、肾脏、神经组织,以及足趾、皮肤等部位。糖尿病视网膜微血管病变是造成失明的主要原因;糖尿病性肾脏病变是造成慢性肾功能衰竭的主要原因,且常常是不可逆转的,最后只能进行血液透

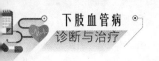

析；糖尿病皮肤及足部血管病变，常常使患者出现间歇性跛行、肌肉萎缩、皮肤干枯或溃疡、坏疽等肢端病变。

在有多年糖尿病病史的患者中，血管病变常常同时伴有周围神经病变，使血管又失去神经营养的供应，出现血管收缩、舒张功能紊乱现象，尤其以远端肢体血管病变更为明显，容易造成手、足等远端肢体的缺血、感染甚至坏死。

糖尿病足是怎样引起的

糖尿病足是指糖尿病患者由于合并神经病变及各种不同程度末梢血管病变而导致下肢感染、溃疡形成和(或)深部组织的破坏。在临床上，由于糖尿病患者长期受到高血糖的影响，下肢血管硬化、血管壁增厚、弹性下降，血管容易形成血栓，并集结成斑块，造成下肢血管闭塞、肢端神经损伤，从而发生下肢组织病变。而"足"离心脏最远，闭塞现象最严重，所以会出现足部组织水肿、发黑、腐烂、坏死。

在糖尿病的基础上，下肢动脉栓塞和血管内皮增厚都会导致血管腔变狭窄，使糖尿病患者足部供血不足，出现下肢发冷、皮肤发亮、变薄等现象，又因为肢端神经病变导致下肢及足部感觉障碍甚至消失，针刺、火烫都没有知觉，极易引起外伤感染。这些因素造成糖尿病患者足部损伤时称为"糖尿病足"。

临床上根据糖尿病足发生的症状和严重程度，一般可分为0～5级。

0级:肢端皮肤发凉、麻木,颜色紫暗,感觉迟钝或丧失,有足趾或足部关节畸形,皮肤可无破溃。

1级:足部可有水疱、血疱、鸡眼或胼胝(硬茧),冻伤、烫伤或擦破引起的皮肤浅表破溃。

2级:足部红肿、多发性脓肿及窦道形成,感染扩大,造成足底足背贯通性溃疡,脓性分泌物增多。

3级:足部感染进一步扩大,肌腱韧带组织被破坏。

4级:严重感染造成骨髓炎及骨关节破坏,部分足趾发生坏疽或坏死。

5级:足部甚至踝关节及小腿全部感染,肢端发黑、坏死。

糖尿病坏疽是怎样发生的

糖尿病发生以后,可以出现血管病变、神经病变,以及手足的各种病变。初期可以只出现皮肤发冷、麻木、感觉迟钝或水疱、血疱等糖尿病足的0级、1级表现,而没有明显的疼痛、流脓等严重症状,容易使患者放松警惕。平时生活中有任何使皮肤破溃的情况,如剪趾甲不当心碰破、穿鞋太紧挤破足趾、怕冷取暖而烫伤、脚癣湿烂等。如果没有予以重视并积极治疗,都可能使局部被细菌感染而出现红肿、疼痛、溃烂甚至坏疽。

糖尿病患者即使在血糖稳定的情况下,一旦发生感染也会使血糖升高,加重原有的糖尿病病情,而血糖升高使感染更不容

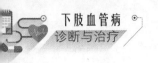

易控制,造成恶性循环。这种情况下如果不能得到及时正确治疗,足部病变就会由浅入深,由轻度向中度、重度发展,而且常常发展很快,症状加重明显,引起局部水肿、发黑、坏死,形成坏疽。临床上可见到以下 3 种类型的坏疽。

(1) 局部组织糜烂,形成溃疡,溃烂逐渐加深进入肌肉层,甚至烂至肌腱(足筋)、骨关节,形成较大脓腔,排出脓性物较多,称为湿性坏疽。

(2) 坏疽肢端末梢缺血、干枯变黑、坏死发硬,发展至一定阶段甚至会手指、足趾自行脱落(所以中医学称为"脱疽"),称为干性坏疽。

(3) 以上两种情况同时存在,既有肢端的缺血干枯坏死,又有足和(或)小腿的湿性坏疽,称为混合型坏疽。

什么是下肢结节性血管炎

下肢结节性血管炎是指发生于下肢的慢性结节性血管病变,主要是以淋巴细胞浸润为主的皮肤小血管炎。发病原因还不十分明确,可能与结核杆菌等细菌感染引起的免疫反应有关。近年来,也有人认为结节性血管炎仅仅是硬红斑的轻型或早期表现。

结节性血管炎好发于成年人,以年轻女性比较多见。结节发生于小腿中下段为主,也可以发生在大腿或臀部。结节表面皮肤正常或微红,有的可几个结节融合成较硬的斑块,有的呈串条状排列(沿浅静脉走行排列),自我感觉轻微疼痛或触碰时感到疼痛,一般没有发热等全身症状。病程可数周至数月不等。病情发展缓慢,有时呈急性发作,特别是在上呼吸道感染、急性扁桃体炎、急性咽喉炎等发病后,结节会再发生,并且有局部红热、疼痛等症状。结节消退较慢,可反复发作,一般不会溃破,也不会发生溃疡,也不侵犯心脏、肾脏等其他器官,预后较好。

中医学认为本病是由风寒湿热之邪侵入脉络,以致瘀血凝聚肌肤,痰湿或痰热瘀积所致。

什么是下肢变应性血管炎

变应性血管炎又称过敏性血管炎,是比较常见的一种疾病,主要是毛细血管和小血管的坏死性炎症。变应性血管炎除了有皮肤损伤,也可有内脏损伤,发病轻重不一,轻者可仅有皮肤损伤,几周即可好转,严重者可有内脏受损甚至危及生命。可以说,变应性血管炎是一种全身性疾病,可以影响到体内所有器官。发病原因还不十分明确,可能与一些药物、感染或某些免疫性疾病(如红斑狼疮、类风湿关节炎等)有关。致敏物质作为抗原进入人体后,与抗体结合形成免疫复合物,沉积于血管壁而引起血管炎性病变。

变应性血管炎的临床表现多种多样,常见有发热、焦虑、全身不适、肌肉痛、关节痛等,突出损害为下肢皮肤血管炎。下肢

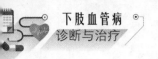

变应性血管炎可发生于任何年龄,但以青壮年发病多见。皮肤损害好发于下肢,散在分布,有时也可发生于臀部、躯干和上肢等部位。皮损可以有荨麻疹、丘疹、瘀斑、结节、水疱、皮肤糜烂和溃疡等多种形态,患者常感到皮肤瘙痒、胀痛、针刺样或烧灼性疼痛。皮损大多数呈对称性分布。变应性血管炎病程长短不一,急性期病程可持续数周,病变消退后原发皮损部位处皮肤颜色加深,常常留有色素沉着。少数患者转变为慢性,持续数月或数年反复发作。

中医学认为青壮年阳热偏盛。内有蕴热,外受风寒、热毒侵袭,营卫不和,脉络痹阻,气血凝滞而发病。

什么是急性肢体动脉栓塞

急性肢体动脉栓塞是指肢体动脉被血栓或栓子堵塞,造成被堵塞的远端发生急性缺血的病变。比较多见的是在心脏病变或肢体动脉本身病变的基础上继发形成的血栓脱落,随血流冲行,停留在动脉血管的某一部位,引起肢体急性缺血的疾病。

急性肢体动脉栓塞可发生于任何年龄,但多见于中老年人。主要表现为急骤发生的肢体剧烈疼痛,皮肤颜色改变、温度降低,肢体远端感觉异常,运动功能障碍,栓塞远端的动脉搏动减弱或消失等。

(1)疼痛:最早出现的症状。大约半数患者发病后下肢突然发生剧烈疼痛,从小腿向足部放射,同时有组织缺血的表现。

（2）皮肤改变：一般在栓塞部位 10 cm 以下出现缺血性皮肤改变，表现为皮肤苍白、花斑或发绀。由于动脉突然堵塞使肢体供血减少或中断，又由于静脉血液的排空使皮肤温度较低、有冰凉感，肢体的周径缩小。

（3）感觉异常：患侧肢体在疼痛的同时伴有麻木、发凉的感觉，栓塞远端皮肤感觉减弱或消失，近端出现感觉过敏，有针刺样感觉及触痛。

（4）运动功能障碍：栓塞导致肢体肌肉急性缺血，自主活动时肢体疲乏无力、肌力减弱，严重者可瘫痪；被动活动（由其他人帮助活动）时肢体伴有疼痛，深反射（一种神经检查，刺激骨膜、肌腱而引起的反射称深反射，如膝腱反射、跟腱反射等）消失。

（5）肢体动脉搏动减弱或消失：由于栓子阻塞了血流，动脉痉挛以及继发性血栓形成，栓塞远端的动脉搏动消失。如髂动脉栓塞时，则股动脉、腘动脉、足背动脉、胫后动脉搏动都会消失。

由于肢体动脉栓塞起病急、发展快，如不能得到及时治疗，常可造成肢体坏疽等严重的后果，不得不截肢而致残，更有甚者可危及生命。

急性动脉栓塞是怎样形成的

形成急性动脉栓塞的主要原因是动脉栓子（血栓或其他类型的栓子），栓子可以是血凝块、空气、肿瘤细胞团、脂肪或一些

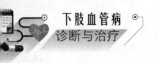

血管内异物等。其中最常见的栓子是来源于心脏的,从心脏而来的血栓占到80%以上。

(1)心脏病变:最常见的是风湿性心脏病及细菌性心内膜炎。风湿性心脏病合并心房颤动(房颤)或二尖瓣狭窄时,钙化瓣膜的钙质碎片脱落,使心脏血流紊乱,流动减慢,容易形成血栓。其他可以引起血栓的心脏病包括心肌梗死和心肌病等。细菌性心内膜炎的患者感染性栓子从二尖瓣或主动脉瓣赘生物上脱落,形成栓子。

(2)动脉本身病变:栓子来源于近端主动脉或大动脉病变,如动脉粥样硬化、动脉瘤等疾病,血管内有血栓形成及粥样斑块脱落,引起动脉管腔狭窄,血流缓慢,造成急性动脉栓塞。

(3)动脉内异物:常见的有人工心瓣膜老化脱落,导管在动脉内折断,或动脉腔内操作时带入异物等。这些异物可以随血流向远端漂流,堵塞动脉管腔造成急性动脉栓塞。

下肢血管病变为什么会有冷感

人体皮肤的温度是由血液流量来决定的,血液流量多则皮肤温度正常,血液流量越少则皮肤温度越低。当发生下肢血管病变时,动脉管腔狭窄或闭塞,肢体血液循环障碍,肢体血流量减少,组织缺少血液的营养,就会使皮肤温度降低,在寒冷的季节尤其明显。因此,下肢血管病变早期就会有肢体发凉的感觉,尤其是肢体远端,如手足部位更为明显。也就是说,血管病变引起血液循环障碍,组织血液流量减少,缺血使皮肤温度降低,四肢末端特别是手指、足趾感到发凉,并可同时伴有感觉异常、皮肤颜色苍白或青紫等缺血的表现。

下肢血管病变为什么会有感觉异常和麻痹

人体皮肤的感觉是依靠神经、血液支配的。下肢感觉异常和麻痹,通常是指没有受到外界伤害刺激,而患者经常或间歇性感到下肢不舒服的状态,如蚂蚁爬行样感觉、触电样感觉、麻痹或肿胀样感觉、灼热感或冰凉感、针刺样感觉等。可以出现在有周围血管病变、周围神经病变、神经脊髓病变或脑部病变等患者中。

所以,当发生下肢血管病变后,动脉血管硬化、管腔狭窄或闭塞,使肢体血流缓慢,血液供应减少而缺血。肢体的缺血可以造成远端神经营养作用减弱,从而引起缺血性神经炎。缺血又可使神经出现退行性变化,导致肢体感觉异常。这种感觉异常大多是以浅感觉(皮肤与黏膜的痛、温、触、压等感觉)减退或消失为主,也可以表现为感觉敏感,除了静息痛以外,还常常伴有如针刺样痛、烧灼痛或冷痛、蚁行感或麻木等各种异常感觉。

下肢静脉曲张的发病原因是什么

造成下肢静脉曲张的原因大致分先天性和继发性两类。其

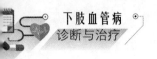
一,先天性静脉壁薄弱和静脉瓣膜发育不全或缺失,导致静脉管腔扩张,血液倒流、瘀滞或者下肢血液回流困难。长此以往,静脉内的压力持久升高,便形成了静脉曲张。其二,除了先天因素造成静脉内压升高,人们在日常的工作、生活和运动中,如果长时间维持相同姿势很少改变,也往往可能使原先正常的静脉壁、瓣膜等遭到损害,从而导致静脉瓣膜关闭不全和静脉壁膨出。例如:长期从事站立性工作、重体力劳动或剧烈的体育活动可使下肢静脉内压持续升高;慢性咳嗽、便秘等腹腔内压增高也可导致静脉内压升高,影响静脉血液回流。

什么样的人易患下肢静脉曲张

静脉曲张症的常见高发人群如下。

(1)长时间站立或静坐者:教师、交警、导购、美容师、医生、护士等;IT人士、白领、公务员等办公室工作人员。长时间站立或静坐,因肌肉疲劳和地心引力的原因,致使腿部血液回流不畅,血黏度增加导致静脉曲张症。

(2)经常出差,乘坐飞机、长途车者:通常所说的经济舱综合征,由于高空失重,造成腿部血液回流不畅,导致静脉曲张症,严重时易发生肺栓塞。

(3)肥胖者:由于血液内胆固醇和血脂高,血黏度增加,加之体重过重使静脉血难以回流心脏,导致静脉曲张症。

(4)孕妇、长期服用避孕药者:怀孕时体内激素改变,血液量增长 20％以上；胎儿和增大的子宫压迫盆腔静脉和髂静脉，妊娠期体重也增加，腿部静脉压增大，造成血液回流不畅，导致静脉曲张症。

对下肢静脉曲张的认识误区有哪些

有人认为静脉曲张是一种病。从医学角度来讲，静脉曲张其实不是一种疾病的名称，而是下肢静脉疾病的共同临床表现。例如，下肢静脉功能不全、动静脉瘘、深静脉血栓形成后遗症、先天性静脉无瓣膜症等，都可以有下肢静脉曲张的表现。

就诊时有些患者会问，"静脉曲张是不是就是脉管炎？"答案理应"不是"。在医学术语中，医生所说的脉管炎专指"血栓闭塞性脉管炎"，而不包括动脉硬化闭塞症、糖尿病足和溃疡等。但在日常生活中，人们常说的脉管炎是泛指下肢动脉缺血引起的一类疾病，它们都可以出现疼痛、溃疡、坏疽等临床表现，因此包括了血栓闭塞性脉管炎、动脉硬化闭塞症以及糖尿病足。显而易见，脉管炎属于下肢动脉缺血性疾病，溃疡、截肢风险高。而静脉曲张患者，一般动脉供血正常，虽也会伴发下肢缠绵不愈的溃疡，但截肢可能性很小，因此患者不必有思想上的顾虑。

此外，在治疗上也存在更多的误区。

误区一：有静脉曲张要少活动。尽管长时间站立是引起静脉曲张的主要诱因，但是近几年的调查研究也表明，小腿肌肉缺

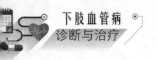

乏活动是引起静脉曲张的另一个重要因素。因此,长时间在办公室工作的人或是已经患有下肢静脉曲张的人不能总是坐着,应该定时活动下肢,促进静脉血液回流。

误区二:热敷能活血化瘀,对静脉曲张有好处。事实上,热敷会使下肢动脉扩张,血流增加,加重静脉瘀血,因此鼓励用凉水局部冲浴。

误区三:局部硬化剂注射或单纯静脉抽剥可以治愈静脉曲张。20世纪中期,因局部注射硬化剂操作简单、成本低,所以很多人选择该方法治疗下肢静脉曲张,但是经临床观察其复发率相当高。单纯的静脉抽剥术也是因人而异,下肢静脉功能不全者实施单纯静脉抽剥术有较高的复发率,而对伴有深静脉血栓的患者施行静脉抽剥,则可能适得其反,加重病情。

什么是血栓性浅静脉炎

血栓性浅静脉炎在临床上是多发病、常见病。男女均可发病,以青壮年多见。通常近期静脉有受损伤史,如外伤、感染、输液等,或者有下肢静脉曲张病史。血栓性浅静脉炎是位于人体体表可视静脉发生的血栓性炎症,临床特点为沿浅静脉走行的体表突然发生红肿、灼热、疼痛或压痛,皮下出现条索状物或硬结。急性期后,索条状物变硬,局部皮肤色素沉着。该病可以发生于身体的各个部位,多发于四肢,尤其是下肢,其次是胸腹壁,少数呈游走性发作。

血栓性浅静脉炎的发病原因是什么

血栓性浅静脉炎根据病因不同可分成以下 4 种。

（1）特发性：目前病因尚不明确，可能与过敏反应有关。

（2）化学性：多由医源性引起，静脉注射各种有刺激性或高渗性的溶液；反复静脉穿刺，在浅静脉内留置注射针或导管进行持续性输液等。

（3）瘀滞性：是下肢静脉曲张常见的并发症，由于静脉壁严重变性，静脉瘀滞，液体渗出，血黏度增高，血小板聚集性和黏附性增强，最后形成血栓，继而发生静脉炎和静脉周围炎。

（4）化脓性：是静脉插管输液的严重并发症，与患者免疫功能低下、细菌经导管或静脉壁直接侵入及滥用药物有关。

下肢深静脉血栓形成的致病因素是什么

导致下肢深静脉血栓形成的发病因素大致可归纳为血液瘀滞状态、血液高凝状态、静脉壁损伤。

（1）血液瘀滞状态：下肢静脉血液向心脏回流，主要依靠静脉瓣膜的正常功能、骨骼肌肉的不断收缩和胸腔内的负压吸引作用，任何影响上述功能的因素均可导致血液瘀滞状态。

（2）血液高凝状态：久病卧床、外伤或骨折、较大的手术、妊

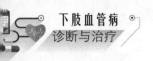

娠分娩、长途乘车或飞机久坐不动、长时间静坐及下蹲位等也可导致血流缓慢、瘀滞,因而促发下肢深静脉血栓形成。创伤、手术后、大面积烧伤、妊娠及产后、长期服用避孕药、恶性肿瘤等均可使血小板计数增加,黏附性增强,从而使血液处于高凝状态,成为静脉血栓形成的重要因素。

(3)静脉壁损伤:机械性的压迫和刺激(如左髂静脉在解剖上受到右髂动脉骑跨压迫,静脉局部挫伤、撕裂伤、骨折碎片刺伤及其锐器伤等)、化学性损伤(大量高渗性或刺激性溶液静脉输注)均能诱发静脉血栓形成。

此外,细菌血行感染,年龄、肥胖和抗活化蛋白 C 也与下肢深静脉血栓的形成有密切关系。

什么是下肢淋巴水肿

下肢淋巴水肿是指因淋巴回流障碍所引起的组织肿胀,一般多发生在四肢,以下肢为多见。主要是淋巴管阻塞和发育异常所致。单侧发病多见,亦可双侧同时发病。起病时,可无诱因,也可因感染、外伤或手术等诱发。

水肿先从肢体远端部位开始,从下肢足、踝部,逐渐向上发展。轻症患者可无任何自觉不适,较重者则有肢体肿胀感和走路时下肢沉重感。早期病变皮肤柔软,用手指按压时可呈明显的凹陷性压窝。抬高患肢和卧床休息后肢体肿胀可以消失或减轻。后期,因皮下纤维结缔组织增生,肢体粗肿,皮肤粗糙、坚硬、增厚,弹性消失,指压时凹陷性压窝不明显,休息和抬高患肢都不能使肿胀消减。故又称象皮肿,俗名"大脚风"。

下肢淋巴水肿的病因是什么

造成下肢淋巴水肿的原因有两方面:其一,原发性病因,为淋巴结构先天性异常,主要因淋巴管发育不良或过度增生所致。可以通过 X 线造影来判断。其二,继发性病因,为外伤、炎症、肿瘤、丝虫病感染、淋巴结清扫术、放射治疗等,造成淋巴管缺损、狭窄及闭塞,使淋巴回流受阻,瘀积于皮肤下层组织间隙内,形成淋巴水肿。

什么是下肢淋巴管炎

下肢淋巴管炎是临床常见疾病,是细菌从皮肤的破损处或化脓性感染灶进入淋巴管所引起。首次或突然起病的称为急性下肢淋巴管炎,如果反复发作或延误诊治则形成慢性淋巴管炎。发病时,多在足部可见皮肤破损或化脓性感染灶。下肢皮肤突然出现 1 条或 2～3 条分叉的红线,从病灶开始向肢体近端迅速蔓延,可至腘窝、腹股沟处,引起局部淋巴结肿大、疼痛。发炎的淋巴管质地变硬、灼热、疼痛并有压痛。深部淋巴管炎时,无明显的红线可见,但患肢肿胀,或有硬索状物,有压痛。一般全身症状轻微,若感染严重时,可以出现发热、畏寒、头痛、不适、食欲

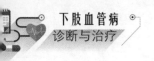

不振等全身症状。

下肢淋巴管炎的病因与发病机制是什么

下肢淋巴管炎大都是由致病菌(溶血性链球菌和金黄色葡萄球菌常见)经下肢皮肤、手术切口或化脓性感染灶(如疖、足部感染或足癣等)进入淋巴管所致。在丝虫病流行地区由血丝虫引起的淋巴管炎也比较多见。

什么是下肢丹毒

下肢丹毒是指致病菌(以链球菌和真菌多见)经下肢皮肤、手术切口或局部感染灶(如足癣、下肢疖疮、外伤等)引起的皮肤网状淋巴管及浅层疏松结缔组织的急性炎症,俗称"流火"。临床特点为多数患者先有头痛、畏寒发热、全身不适等,继而突然高热,下肢局部皮肤焮红、灼热、疼痛,与周围皮肤分界明显,压之褪色,极少化脓。附近淋巴结肿大、压痛。下肢丹毒多有复发倾向,反复发作易造成淋巴管堵塞,形成下肢淋巴水肿。

下肢丹毒的病因与发病机制是什么

下肢丹毒大多是由乙型溶血性链球菌等病菌,经足部皮肤轻微伤口侵入或者足癣感染等进入皮下组织的微小淋巴管,由远端向近端,迅速在小腿部引起皮肤网状淋巴管及浅层疏松结缔组织的急性炎症而发病。其淋巴管和毛细血管明显扩张,周围有水肿及炎性细胞浸润。范围涉及真皮层,严重时可达皮下组织,但大多不会导致明显的组织坏死。其发病多与身体抵抗力不足,或卫生条件不够,对下肢皮肤轻微外伤以及足病不重视等有关,常多发于老年人。

下肢血管病的检查和诊断

检查血栓闭塞性脉管炎的肢体
变化方法主要有哪些

血栓闭塞性脉管炎的肢体变化主要为肢体缺血的表现,其主要检查方法如下。

1. **皮肤温度测定**

在一定室温(15 ℃～25 ℃)条件下,病变肢体温度较对侧相应部位下降2 ℃以上,表示该侧肢体血供不足。随着病情加重,下肢缺血逐渐严重,肢体温度逐渐下降。

2. **肢体位置试验**

患者平卧,患肢抬高45°,1分钟后观察足部皮肤色泽变化。然后让患者坐起,下肢垂于床旁,再观察皮肤颜色变化。若抬高后足趾和足底皮肤呈苍白或蜡黄色,下垂后足部皮肤为潮红或出现斑块状发绀时,称为阳性结果。缺血越严重,阳性体征越明显。

3. **指压试验**

以手指压迫趾端,使局部皮肤变成苍白色,放手后局部苍白渐恢复红润,若30秒不恢复,说明局部缺血较严重。

肢体位置试验和指压试验结合更能检测下肢缺血情况。

4. 其他仪器辅助检查

(1) 红外线热像图:红外线热像仪能探测到肢体表面辐射的红外线,并转换成热象图。同时,可用数字表示各采样点的温度。血栓闭塞性脉管炎的肢体红外线热像图可显示患肢缺血部位较暗,出现异常的冷区。

(2) 节段性测压和应激试验:节段性测压可了解肢体各节段的动脉收缩压。血栓闭塞性脉管炎常表现为患肢腘动脉以下血压降低。如病变仅限于下肢,踝/肱指数(正常值≥1)可反映患肢缺血的严重程度。节段性测压正常者,可采用应激试验,如运动试验、反应性充血试验,早期血栓闭塞性脉管炎患者应激试验后踝压明显下降,踝压恢复时间延长。

(3) 脉波描记:采用多普勒血流流速仪和各种容积描记仪均可描记肢体各节段的动脉波形。血栓闭塞性脉管炎的患肢远端动脉波形常表现为单向波,波幅低平,波峰低钝。病变严重时动脉波形呈一直线。

(4) 彩色多普勒超声:可以了解动脉血管狭窄范围和程度,进一步判断肢体缺血情况。

(5) 动脉造影:动脉造影可明确动脉闭塞的部位、范围、性质和程度,并可了解患肢侧支循环建立情况。血栓闭塞性脉管炎动脉造影的典型表现为中小动脉节段性闭塞,而在病变的动脉之间,可见管壁光滑的正常动脉。此外,常可显示许多细小的侧支血管。由于动脉造影为创伤性检查方法,可引起动脉痉挛和血管内皮损伤,加重肢体缺血,一般不作为本病的常规检查方法。

(6) 血管磁共振:可明确动脉闭塞的部位、范围、性质和程

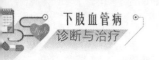

度,并可了解患肢侧支循环建立情况以及血流情况。

血栓闭塞性脉管炎的诊断标准是什么

在临床实践中,对血栓闭塞性脉管炎的诊断一般是比较容易的,但是早期诊断还是有一定的困难。中国中西医结合学周围血管疾病专业委员会 1995 年修订并沿用至今的诊断标准如下。

(1) 男性,年龄在 20~40 岁。

(2) 有慢性肢体缺血的表现,如麻木、怕冷、间歇性跛行、营养障碍等,常累及下肢,上肢少见。

(3) 40%~60%有游走性血栓性浅静脉病史或体征。

(4) 各种检查证明,肢体动脉闭塞、狭窄的位置多在腘动脉及其远端动脉(常累及中小动脉)。

(5) 有吸烟史和(或)受寒史。

(6) 排除肢体动脉硬化闭塞症、糖尿病足坏疽、大动脉炎、肢体动脉栓塞、雷诺病、外伤性动脉闭塞、结缔组织疾病性血管病、变应性血管炎等。

(7) 动脉造影示狭窄的位置多在腘动脉及其远端动脉。

血栓闭塞性脉管炎的早期诊断
应注意哪些临床表现

临床诊断时,应注意一些特殊的临床表现,以利于早期诊断。

（1）以血栓性浅静脉炎为开端：有的患者常以血栓性浅静脉炎为开端，首先侵犯肢体静脉，间断反复发作数月、数年甚至十多年后，才累及肢体动脉，出现肢体缺血表现。临床上如不注意"反复发作、游走性"的特点，易误诊为一般的静脉炎。

（2）首发症状为关节疼痛：有的患者首先发生下肢关节疼痛，之后出现肢体缺血表现和足部动脉搏动消失，因而发病早期常误诊为风湿性关节炎。

（3）单个足趾缺血表现：有的患者首先出现单个足趾或2个足趾发病，足趾发凉怕冷、呈苍白或紫红色，有时间歇发作，而足背、胫后动脉搏动良好。这是首先侵犯趾动脉，引起单趾动脉痉挛或闭塞。

（4）首发间歇性跛行：行走活动后出现小腿和足掌疲劳、胀痛，稍微休息后即可缓解或消失，平时无不适症状。当出现趾端颜色改变时才引起患者的重视。

血栓闭塞性脉管炎应与哪些疾病相鉴别

血栓闭塞性脉管炎临床应与下列疾病相鉴别。

1. 下肢动脉硬化闭塞症

两者均为慢性闭塞性动脉病变，在症状、体征和病程发展上颇为相似，但动脉硬化闭塞症有以下特点。

（1）患者年龄较大，大多在50岁以上，不一定有吸烟嗜好。

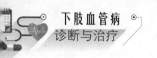
(2) 常伴有高血压、高血脂、冠心病、动脉硬化或糖尿病。

(3) 病变血管为大、中型动脉。

(4) X线片多可显示动脉有不规则的钙化阴影。

(5) 无游走性血栓性浅静脉炎的表现。

2. **雷诺综合征**

为血管神经功能紊乱引起的肢端小动脉发作性痉挛,其临床主要表现为当受冷或情绪激动后,手指(足趾)皮色突然变为苍白,继而发绀,逐渐转为潮红,然后恢复正常。少数血栓闭塞性脉管炎患者早期也可出现雷诺综合征的上述表现,因而必须与其相鉴别。雷诺综合征的特点如下。

(1) 大多为青年女性。

(2) 发病部位多为手指,且常为对称性发病。

(3) 患肢动脉搏动正常,即使病程较长,指(趾)端也很少发生坏疽。

3. **结节性动脉周围炎**

本病主要侵犯中、小动脉,肢体可出现类似血栓闭塞性脉管炎的缺血症状,其特点如下。

(1) 病变广泛,常累及肾、心、肝、胃肠道等内脏动脉。

(2) 皮下有沿动脉排列的结节、紫斑、缺血或坏死。

(3) 常有发热、乏力、红细胞沉降率增快及高球蛋白血症等。

(4) 组织活检检查才能确诊。

4. **糖尿病性坏疽**

血栓闭塞性脉管炎发生肢端坏疽时,需与糖尿病性坏疽鉴别。糖尿病性坏疽患者素有糖尿病史,伴有口渴、易饥、多尿等糖尿病临床表现,大多年龄在 50 岁以上,局部坏疽以湿性为主。临床不难区别。

闭塞性动脉硬化症如何诊断

1. 询问病史

(1) 患者大多为中老年人,男性为主,男女之比约为 4 : 1,但女性闭经后其发病率与男性趋同。

(2) 常有高血压病、糖尿病、高脂血症、冠心病等既往史。

(3) 起病缓慢,先有肢体的感觉异常,如到寒冷季节有下肢凉、麻、间歇性跛行等症状,渐渐症状加重,病程较长。

(4) 肢体缺血性疼痛,营养障碍,皮色、皮温改变,以及下肢有溃疡、坏疽等。

2. 体格检查

对肢体血管要仔细触诊,如足背动脉、胫后动脉的搏动感是否可及,足部的温度和触觉感是否有变化等。此外,闭塞性动脉硬化症常可见到全身其他部位的动脉硬化征象,要注意同时予以详细检查,如大动脉区的血管杂音,以及心、肺、腹部的检查。

3. 辅助检查

化验包括血常规、血脂、血液流变学等,以及 X 线、心电图等。更进一步的检查有多普勒超声、计算机体层成像(CT)、数字减影血管造影及磁共振成像(MRI)等检查。以上措施和方法对闭塞性动脉硬化症的诊断、鉴别诊断、判断病情及临床疗效具有

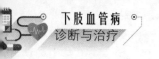
一定价值。

闭塞性动脉硬化症有哪些临床检查方法

为了协助诊断,确定动脉闭塞的部位、范围、程度及侧支循环形成状况,可行下列检查。

(1) 一般检查:包括血脂、血糖测定,心电图和运动试验检查等。

(2) 行走试验:患者在规定时间内以一定速度原地踏步,直到出现跛行症状为止。根据肌肉酸痛、疲劳及紧固感出现的部位及时间,可初步提示病变的部位及严重程度。

(3) 肢体位置试验:在常温下,把肢体抬高到 45°位以上 1～2 分钟,以观察足底面的皮色。正常者足底仍保持粉红色;患肢侧支循环不足时,则足底呈苍白色;如果运动后转为苍白色,说明病变不太严重。然后令患肢下垂,观察足背静脉充盈时间及足部转红润时间。一般认为肢体恢复时间:15 秒内不恢复者为中度缺血,30 秒内不恢复者为明显缺血,60 秒内不恢复者为重度缺血。

(4) 指压试验:正常时压迫甲床或趾跖侧(指掌侧)软组织后颜色立即恢复,如果颜色恢复在 2 秒以上应考虑为有缺血。患肢颜色恢复时间显著延长说明缺血严重。

(5) 超声血管检查:可检出血管的狭窄程度和动脉粥样斑块的病变状况。

(6) 阻抗性容积描记:此法在鉴别正常、间歇性跛行与静息痛肢体时很有价值。

（7）经皮组织氧张力测定：此法是通过测定局部氧释放量来了解组织血液灌注情况。

（8）影像学检查：包括患肢平片检查，可发现动脉处有不规则的钙化斑，该处常提示为闭塞病变的部位。动脉造影可了解患肢动脉的阻塞部位、范围和程度，以及侧支循环建立的情况。磁共振对动脉内膜斑块、腹腔较大动脉分支均能显像，特别能识别夹层动脉瘤和移植血管的通畅度。

彩色多普勒超声检查对闭塞性动脉硬化症有何意义

彩色多普勒超声检查是近年广泛应用的无创检查方法，简便易行，无创伤性，能较好地显示局部的动脉病变，如管腔形态、内膜硬化斑块、血流状态、血管壁弹性等，还有连续扫描的超声血管造影，可显示整个动脉的走行和病变。对某些血管上较分散、较小的斑块会显示困难，较难显示其病变程度；对于动脉硬化闭塞症，通过彩色超声波节段性测压还可以显示出局部缺血严重程度，为临床治疗提供有效的信息。

CT检查对闭塞性动脉硬化症有何意义

CT能够清晰分辨血管钙化灶、是否存在血管内血栓、有无

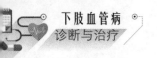

瘤样病变等。如果配合使用造影剂,可以掌握血管病变的更多信息。通过相关血管影像三维重建可以清楚了解血管内膜病变、缺血程度等,是临床针对闭塞性动脉硬化症使用较多的检查方法。

磁共振血管造影检查闭塞性动脉硬化症有何价值

与 CT 不同,磁共振成像(MRI)没有 X 线的辐射,对人体损害小。通过 MRI 除了可以清晰显示动脉和静脉血管影像,辨清血管的狭窄、闭塞、扩张、瘤样病变等,还能了解缺血程度、血液的流动状态等。多用于判断血管闭塞情况,并逐渐被用于评估整个肢体远端的供血,对闭塞性动脉硬化症患者的血管病变防治非常有意义。但当人体内有金属物,如起搏器、部分人造血管等,由于有磁场干扰,很难进行检查。

闭塞性动脉硬化症的阻塞类型有哪些

闭塞性动脉硬化症是周围动脉因动脉粥样硬化病变引起管腔狭窄或闭塞,而后在其血供不足基础上产生各种症状和体征的一种非炎症性血管疾病。患者中男性多于女性,临床一般可分以下三种类型,其中第一种类型最多见。

（1）慢性阻塞：肢体缺血症状逐渐出现和加剧。

（2）慢性阻塞复发：在慢性阻塞和肢体动脉高位狭窄的基础上又出现新的血栓，致使肢体突然出现急性缺血症状和发生坏疽。

（3）急性阻塞：患者过去无肢体缺血症状，在动脉斑块基础上形成急性血栓，发生急性栓塞，致使肢体突然出现广泛缺血和坏疽。

闭塞性动脉硬化症与急性动脉栓塞如何鉴别

急性下肢动脉栓塞起病急骤，患肢突然出现疼痛、苍白、发冷、麻木、运动障碍和动脉搏动减弱或消失。多见于心房颤动患者，血栓多数在心脏内形成，脱落至下肢动脉内。根据以前无间歇性跛行和静息痛，发病急骤，较易与下肢动脉硬化闭塞症相鉴别。

如果临床表现不典型，动脉血栓慢性缺血期与动脉硬化闭塞症相似，很难鉴别时，可借助于皮肤测温、动脉彩超、X线动脉造影和血管磁共振等，以确定其栓塞的诊断和部位。

糖尿病肢体血管病变如何诊断

下肢血管病变是糖尿病并发症的一种，可以从以下几点来检查以明确诊断。

（1）动脉搏动的触诊：体检时，必须对股动脉、腘动脉、足背

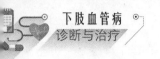

动脉及胫后动脉等重要动脉进行触诊。当触不到动脉搏动时,说明下肢血管缺血严重。

(2) 静脉充盈时间:时间>15秒为阳性,>30秒说明足部血液循环有严重障碍。

(3) 多普勒超声:可测定动脉供血状况和阻塞部位。

(4) 踝肱指数:指踝部收缩压/上臂收缩压。正常人为大于1,低于0.7说明肢体缺血,本项检查可作为参考。

(5) 血流动力学检查:包括血细胞比容、全血黏度等,可以了解下肢血管血凝情况,对治疗、预防血栓形成有积极的作用。

(6) 下肢血流图:通过生物电阻以反映血流量的变化。了解每次动脉搏动的供血量和血管的弹性。

糖尿病血管病变的肢体检查应注意什么

糖尿病发生后,肢体末梢血管会出现变化,管壁增厚,管腔变细,最终会导致血管分布的组织、脏器、肢体因血液供应不足,肢体得不到充分的营养供应,最终走向溃疡、感染甚至坏死。由于糖尿病患者肢体多伴有末梢神经病变,使人的局部感觉迟钝,对冷、热、疼痛、外伤等各种外界刺激防护能力下降,因而经常发生轻微的烫伤、表皮微小擦伤等。又由于组织营养差,一旦皮肤破溃形成溃疡,则会经久不愈,轻者造成局部感染,重者向深部发展造成足趾或肢体坏死,这就是糖尿病足。血管出现病变后,其相关的组织和器官得不到充分的血液供应,出现相应的缺血症状。所以肢体的检查比较重要，不能忽略一点点。糖尿病足缺血检查如下。

（1）下肢位置试验：糖尿病足患者在抬高下肢 30～60 秒后足部皮肤明显苍白，肢体下垂后呈紫红色，而静脉充盈时间（足部皮肤由苍白转红润的时间）在 15 秒以上，说明该下肢供血明显不足。

（2）下肢动脉触诊：可在腘窝及足背处触诊腘动脉及足背动脉，糖尿病足患者有动脉搏动减弱甚至消失。

（3）肢体血流图：可了解肢体供血情况及血管弹性，但其准确性欠佳。

（4）超声检查：常用的是彩色多普勒超声检查股动静脉、腘动脉及远端动脉。特异性及准确性均较好，是一种无创伤性检查方法。

（5）动脉造影：可了解下肢血管病变范围、血流分布以及有无侧支循环。但此法是创伤性检查，有可能会加重动脉痉挛使肢体供血不全，通常只用于截肢手术前的定位检查。

（6）MRI：属于无创检查，可以了解下肢动脉和静脉病变部位及缺血程度。

糖尿病下肢血管病变的诊断标准是什么

糖尿病血管病变的诊断标准如下。

（1）有明确的糖尿病史，或有血糖值高、尿糖阳性、酮体阳性等诊断糖尿病的生化检测指标。

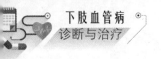

（2）有肢体缺血表现，发凉、怕冷、麻木、疼痛、间歇性跛行。皮色苍白或紫红，营养障碍性改变，静息痛。

（3）患肢足背动脉、胫后动脉搏动减弱或消失，甚至股动脉搏动减弱或消失。累及上肢者可有尺、桡动脉搏动减弱或消失。Buerger 征阳性。

（4）有足部溃疡或坏疽，常继发感染呈湿性坏疽。

（5）足部有周围神经病变者，有痛觉、温觉、触觉减退或消失；皮肤及皮下组织萎缩。

（6）血液流变学检测显示血液高黏滞状态。肢体血流图显示供血量降低，多普勒超声显示血管弹性、血流量及流速降低等。

下肢静脉曲张的临床诊断方法有哪些

下肢静脉曲张常伴有下肢静脉瓣膜功能不全，单纯的大隐静脉曲张临床仅占 15％，所以下肢静脉曲张诊断应该根据患者的病史、临床表现、体格检查以及辅助检查等，结合家族史进行综合分析，主要有以下几点。

（1）有长期站立和使腹压升高的生活史，或有下肢静脉曲张的家族史，这是下肢静脉曲张诊断中比较重要的因素之一。

（2）患者下肢静脉明显迂曲扩张，站立时更为明显。可伴有色素沉着、皮炎、血栓性浅静脉炎、出血、溃疡等并发症。

（3）深静脉通畅，大隐静脉瓣膜功能不全，可能有交通支静脉瓣膜功能不全。

（4）实验室检查可检查血常规、血液流变学，如有溃疡可行细菌培养加药物敏感试验。多普勒超声或静脉造影及磁共振可显示大隐静脉迂曲扩张，瓣膜功能不全。

怎样观察下肢静脉曲张的肢体皮肤变化情况

肢体检查是静脉曲张体格检查的重点，而肢体皮肤变化又是肢体检查的关键，正确的检查有助于反映肢体的客观情况，为治疗提供可靠依据。

（1）皮肤温度及颜色：早期肢体无变化，随着病情的加重，小腿下端皮肤颜色会渐变成深褐色，或先有红肿热痛，再遗留有色素沉着斑，局部皮温亦较正常高，小腿也可能出现红色皮疹，伴有瘙痒及渗出，并可伴有血栓性静脉炎。

（2）皮肤营养变化：早期无症状，后期表现为足靴区皮肤变薄、脱屑、干燥、色素沉着、瘀滞性皮炎等。

下肢静脉曲张可做哪些功能试验判断

1. 深静脉通畅试验

用来测定深静脉回流情况。下肢静脉曲张患者的深静脉往往是通畅的。方法是在大腿用一止血带阻断大隐静脉干，嘱患者连续用力踢腿或下蹲，由于下肢运动，肌肉收缩，可使浅静脉

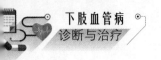

血液经深静脉回流。如深静脉不通或有倒流使静脉压力增高则表现为浅静脉中曲张的静脉压力不减,甚至反而曲张更显著。

2. 大隐静脉瓣膜功能试验

用来测定大隐静脉瓣膜的功能,判断单纯性下肢静脉曲张患者的大隐静脉瓣膜功能是否丧失。方法是患者平卧位,下肢抬高,排空浅静脉内的血液,用止血带绑在大腿根部卵圆窝下方处。随后让患者站立,10秒内解开止血带,大隐静脉血柱由上向下立即充盈,则提示大隐静脉瓣膜功能不全。病变部位极可能位于卵圆窝水平,深静脉血通过隐股静脉连接点流入浅静脉系统。浅静脉如缓慢地(超过30秒)逐渐充盈,属于正常情况,是血液由毛细血管回流入静脉内的缘故。如果患者站立后,止血带未解开而止血带下方的浅静脉迅速充盈,说明反流入该静脉的血液来自小隐静脉或某些功能不全的交通静脉。

3. 交通静脉试验

患者平卧,抬高患肢,在大腿根部扎止血带,先从足趾向上至腘窝缚缠第一根弹力绷带,再自止血带处向下,扎上第二根弹力绷带,一边向下解开第一根弹力绷带,一边向下继续缚缠第二根弹力绷带。如果在两根弹力绷带之间的间隙内出现曲张静脉,即意味着该处有功能不全的交通静脉。

下肢静脉曲张的辅助检查有哪些

辅助检查对下肢静脉曲张的诊断、治疗有时很重要,可以明确诊断,并可以确定最佳治疗方案,但必须结合临床资料进行必要的辅助检查才有价值。

(1) 实验室检查:如并发静脉炎、小腿溃疡等,可检查白细胞和C反应蛋白以及疮面微生物培养等,如有瘀滞性皮炎可检查血液流变学等,用以辅助临床治疗。

(2) X线检查:血管造影是诊断静脉系统疾病准确率较高的方法,单纯下肢静脉曲张患者行下肢静脉顺行造影时,显示为隐股静脉瓣膜关闭不全及明显的浅静脉扩张、迂曲。

(3) 彩色多普勒超声检查:可显示静脉瓣膜关闭不全及静脉扩张、迂曲,是临床常用的辅助检查方法。

(4) 磁共振成像(MRI):磁共振可以看出迂曲、扩张的静脉以及变形、关闭不全的静脉瓣膜以明确诊断。

询问下肢静脉曲张患者的病史重点要注意什么

下肢静脉曲张是常见的下肢血管疾病,临床诊断并不困难。但在门诊中详细询问病史,对下肢静脉曲张的诊断和鉴别诊断都有着重要的意义,尤其对鉴别诊断更为重要。临床工作中应注意仔细询问以下几方面。

(1) 年龄:下肢静脉曲张可发生于任何年龄,但以中老年为多见。如是先天性动静脉瘘、先天性静脉畸形等多在20岁左右就表现有肢体严重的静脉团块。

(2) 职业:下肢静脉曲张在国家和地区间无明显差异,发病

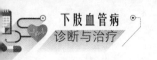

多与长期从事的站立工作有关。如商店的营业员、理发师、教师、护士及外科医生等发病率较高。

（3）既往史：能够造成腹腔压力增高的慢性疾病均有可能导致下肢静脉曲张的发生，如慢性支气管炎、习惯性便秘、腹腔肿瘤以及妊娠等。

（4）家族史：下肢静脉曲张与家族遗传有一定的关系，因此，了解患者的家族中有无同样的患者对诊断下肢静脉曲张也有意义。

（5）发病情况：应仔细询问患者发病诱因、病程、症状出现的先后顺序等。若曾有外伤后发生下肢静脉曲张，应排除后天性动静脉瘘。若自幼下肢即有曲张的静脉团块，且伴有跛行，应考虑先天性血管畸形或先天性动静脉瘘。一般下肢静脉曲张者多先出现曲张的静脉团块，逐渐加重。若下肢先出现肿胀，后出现曲张的静脉团块，应考虑下肢深静脉血栓形成综合征。

（6）并发症情况：下肢静脉曲张常并发血栓性浅静脉炎、瘀滞性皮炎、慢性溃疡及浅静脉出血等。应在门诊时详细询问和观察患处的情况，针对不同的并发症采取相应的治疗措施。

下肢静脉曲张应注意与哪些疾病相鉴别

下肢静脉曲张多有下肢肿胀，故应该注意和以下几种疾病鉴别。

（1）与下肢深静脉血栓形成综合征鉴别：患者有突发性下肢

粗肿、肿胀病史。在深静脉血栓形成后期出现下肢浅静脉曲张，以小腿分支静脉及小静脉曲张为主。患肢肿胀明显，伴有肢体沉重、胀痛不适，活动、站立后诸症加重，卧床休息后不能完全缓解，胫前、足踝部呈凹陷性水肿，皮肤营养障碍较明显。多普勒超声检查提示深静脉血液回流不畅，同时存在血液倒流。下肢静脉造影显示深静脉管壁毛糙，静脉管腔呈不规则狭窄，部分静脉显示扩张，交通支静脉功能不全和浅静脉曲张。下肢彩超可示下肢血栓形成的部位和程度。

（2）与布加综合征鉴别：布加综合征是指肝静脉和（或）肝段下腔静脉部分或完全阻塞，导致静脉血液回流障碍所引起的脏器组织受损的临床症候群。主要临床表现为脾脏肿大，大量而顽固性腹腔积液，食管静脉曲张且常合并出血，胸腔壁静脉曲张，双下肢水肿及静脉曲张，皮肤色素沉着、溃疡等。B超检查显示肝体积和尾状叶增大，肝脏形态失常，肝静脉狭窄和闭塞。临床工作中根据患者的病史，仔细进行体格检查以及 B 超检查，必要时进行腔静脉插管造影，可以明确诊断。

（3）与静脉畸形骨肥大综合征鉴别：静脉畸形骨肥大综合征的特征是肢体增长、增粗，浅静脉异常粗大并曲张，皮肤血管瘤三联征，下肢静脉造影可以发现深部静脉呈部分缺如、分支紊乱、浅静脉曲张等。在临床工作中根据病史及其特征较易鉴别。

（4）与下肢淋巴水肿鉴别：下肢淋巴水肿有原发性和继发性两种。原发性淋巴水肿往往在出生后即有下肢水肿；继发性淋巴水肿主要因手术、感染、放射、寄生虫等损伤淋巴管后使淋巴

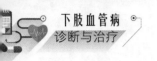

回流受阻所致,因此可有相关的病史。淋巴水肿早期表现为凹陷性水肿,足背部肿胀较明显,组织张力较静脉曲张引起的下肢肿胀小,皮温正常。中晚期淋巴水肿由于皮下组织纤维化,皮肤粗糙变厚,组织变硬呈象皮肿,一般不会出现下肢静脉曲张后遗症的临床表现,如色素沉着、溃疡等。

(5)全身性疾病:下肢肿胀可能由于不同系统的疾病引起,包括充血性心力衰竭、慢性肾功能不全、液体过多、贫血、低蛋白血症、盆腔恶性肿瘤等。这些疾病引起的下肢水肿通常是双侧的、对称的,但无浅静脉怒张,也无皮肤颜色改变。

(6)下肢动静脉瘘:由于动脉和静脉之间出现短路使静脉内压力增高,浅静脉曲张甚至出现瘤样扩张,一般局部温度稍高,瘘口附近有血管杂音,比较容易鉴别。

血栓性浅静脉炎的诊断依据是什么

血栓性浅静脉炎发生于下肢者,多见沿静脉走行红、肿、热、痛的症状,红肿渐消时,出现棕色条形表现,其下可触及条索。发生于胸腹壁及上肢者,多在疼痛部位可触及条索状硬物。结合有输血、输液、外伤、牵拉伤病史,即可确诊。病理检查可以显示浅静脉及其周围组织呈炎性细胞浸润,管腔内血栓形成。另有游走性血栓性浅静脉炎是指反复在身体各处此起彼伏地发作的浅静脉炎。游走性血栓性浅静脉炎以小腿和足部浅静脉炎为多见,发生于大腿和上肢者较少见。其发作时的表现和一般血栓性浅静脉炎无明显的不同,常为血栓闭塞性脉管炎或潜在的内脏肿瘤的早期表现。

血栓性浅静脉炎应与哪些疾病相鉴别

(1) 结节性红斑:多发于青年女性,与风湿疾病有关,春、秋多见。结节好发于小腿伸侧,大小不一,可有数个或数十个,直径1~5 cm,色鲜红可渐转变为暗红,疼痛,呈圆形、片状或斑块状。结节消退后不留痕迹。易复发,发病前多有畏寒、发热、咽痛等病毒感染症状,红细胞沉降率(血沉)较快。

(2) 硬红斑:多见于青年女性,以小腿下1/3屈侧多见,常呈对称性分布,与皮肤粘连,有融合倾向;皮肤暗紫色,边界不清,触之坚硬,有轻压痛或酸痛;消退后遗留有色素沉着。硬结可破溃形成溃疡,愈合后形成萎缩性瘢痕。冬季易发作。

(3) 下肢丹毒:初起有恶寒、高热、头痛、便秘等全身症状,继则出现皮肤红斑、肿胀、灼热、疼痛,色如涂丹,压之褪色,放手即起。红斑边缘稍突起,与正常皮肤边界清晰。如软组织感染一般呈圆形,中心高肿、四周渐平,皮温偏高。

(4) 结节性血管炎:多发于30~50岁妇女,皮损为皮下结节至较大的浸润块。多发于小腿和足跖部,结节呈小圆形,潮红或紫红色;结节表面有色素沉着,可发生破溃,病程较长,多反复发作。单侧或双侧发病,双侧发病时不对称。

(5) 结节性动脉周围炎:多见于中年男性,皮损以皮下结节

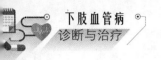
多见,也可见红斑、紫癜、网状青斑等。结节沿小腿动脉分布,可活动,皮肤红、痛,可有皮肤溃破,常此愈彼起,反复发作。同时可伴有全身症状如发热、关节疼痛、多汗等,亦可出现胃、肠、心、肺、神经、肌肉、脑等多组织、器官同时受累。

(6)结节性多动脉炎:皮损为多形性结节,多发于小腿;沿动脉排列,如黄豆大小或更大;压痛明显,可推动,与皮肤粘连;部分可坏死形成溃疡,少数仅累及皮肤,预后较好,但大多为系统性病变,累及多个脏器,预后较差。

下肢深静脉血栓形成的临床诊断方法有哪些

下肢深静脉血栓形成的临床诊断首先要了解病史和进行检查,主要有以下几方面。

(1)多见于术后、创伤、晚期肿瘤、昏迷或长期卧床患者。

(2)起病较急,患肢肿胀、发硬、疼痛,活动后加重,偶有发热、心率加快。

(3)血栓部位压痛,沿血管可扪及索状物,血栓远端肢体或全肢体肿胀,皮肤呈青紫色,皮温降低,足背、胫后动脉搏动减弱或消失,可出现静脉性坏疽。血栓延伸至下腔静脉时,双下肢、臀部、下腹和外生殖器均明显水肿。血栓发生在小腿肌肉静脉丛时,Homans征和Neuhof征阳性。Homans征,即直腿伸踝试验。检查时嘱患者下肢伸直,将踝关节背屈时,由于腓肠肌和比目鱼肌被动拉长而刺激小腿肌肉内病变的静脉,引起小腿肌肉深部疼痛,为阳性。Neuhof 征,即压迫腓肠肌试验。

（4）磁共振检查正确率高,可以发现较小静脉隐匿型血栓。

（5）超声波检查利用多普勒效应,将探头置于较大静脉的体表,可闻及或描记静脉血流音,如该部位无血流音,可说明静脉栓塞。应用新型显像仪,还可直接观察静脉直径及腔内情况,可了解栓塞的大小及其所在部位。

（6）电阻抗体积描记检查采用各种容积描记仪,测定气囊带阻断股静脉回流后小腿容积增加程度,以及去除阻断后小腿容积减少速率,从而可判断下肢静脉通畅度,以确定有无静脉血栓形成。

（7）静脉造影为最准确的检查方法,能使静脉直接显像,可有效地判断有无血栓,能确定血栓的大小、位置、形态及侧支循环情况。后期行逆行造影,还可了解静脉瓣膜功能情况。

下肢深静脉血栓形成的肢体变化有哪些特点

最常见的主要临床表现是一侧肢体的突然肿胀。下肢深静脉血栓形成的患者局部疼痛,行走时加剧。轻者局部仅感觉沉重,站立时症状加重。体检可有以下几个特征。

（1）患肢肿胀:肿胀的发展程度需依据每天用卷尺精确地测量,并与健侧下肢对照粗细,单纯依靠肉眼观察是不可靠的。这一体征对确诊深静脉血栓具有较高的价值。小腿肿胀严重时,常致组织张力增高。

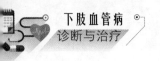

（2）压痛：静脉血栓部位常有压痛。因此，应检查小腿肌肉、腘窝、内收肌管及腹股沟下方股静脉。

（3）Homans 征：将足向背侧急剧弯曲时，可引起小腿肌肉深部疼痛。小腿深静脉血栓时，Homans 征常为阳性。这是由于腓肠肌及比目鱼肌被动伸长时，刺激小腿肌肉内病变的静脉而引起。

（4）浅静脉曲张：深静脉阻塞可引起浅静脉压升高，发病一二周后可见浅静脉曲张。

（5）皮肤温度升高：全身症状一般不明显，体温上升不超过 39 ℃，可有轻度心动过速和疲倦不适等症状。严重者患肢皮色呈青紫，称"股青肿"，提示患肢深浅静脉广泛性血栓形成，伴有动脉痉挛，有时可导致肢体静脉型坏疽。

下肢深静脉血栓形成可做哪些辅助检查

静脉血栓形成的辅助检查有很多，可根据患者病情、医院设备、医生经验等做如下选择。

（1）加压超声成像：通过探头压迫观察等技术，可发现 95％以上的近端下肢静脉血栓，静脉不能被压陷或静脉腔内无血流信号为下肢深静脉血栓形成的特定征象和诊断依据，为无创检查，应为筛查的首选手段。高度可疑者如结果阴性应 1 周后复查。对腓静脉和无症状的下肢深静脉血栓，阳性率较低。

（2）彩色多普勒超声探查:其敏感性、准确性均较高,为无创检查,适用于对患者的筛选、监测。

（3）放射性核素血管扫描检查:利用核素在下肢深静脉血流或血块中浓度增加,通过扫描而显像,是有价值的无创检查。

（4）螺旋 CT 静脉造影:是近年出现的新诊断方法,可同时检查腹部、盆腔和下肢深静脉情况。

（5）静脉造影:是确定诊断的"金标准",但属于有创检查,且费用高。

（6）阻抗体积描记测定:其原理是在大腿处放置一个袖带,探测充气前后下肢血流量的变化。阻抗体积描记测定对无症状下肢深静脉血栓形成敏感性差、阳性率低,对有症状的近端下肢深静脉血栓形成具有很高的敏感性和特异性,且操作简单,费用较低。

（7）血浆 D-二聚体测定:用酶联免疫吸附法检测,敏感性较高(>99%)。急性下肢深静脉血栓形成或肺动脉栓塞时 D-二聚体多>500 $\mu g/L$,故 D-二聚体<500 $\mu g/L$ 可排除诊断。由于术后短期内患者 D-二聚体几乎均呈阳性,因此对于下肢深静脉血栓形成的诊断或者鉴别诊断价值不大,但可用于术前下肢深静脉血栓形成高危患者的筛查。近年来对诊断深静脉血栓形成的检查法有很大进展,采用血管无损伤性检查法,包括放射性纤维蛋白原试验、超声波检查、电阻抗体积描记法等。放射性纤维蛋白原试验对检查小腿深静脉血栓较敏感,超声波检查对髂股静脉血栓形成最有价值。如采用上述两种检查法,诊断尚难明确,仍需做静脉造影。

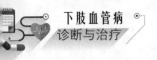
下肢静脉造影在下肢深静脉血栓
形成诊断中有何意义

下肢静脉造影是下肢深静脉血栓形成诊断的"金标准",对诊断有困难的静脉血栓形成,可选用以作确诊之手段。检查方法为患者仰卧,取半直立位,头端高 30°～45°。先在踝部扎一橡皮管止血带压迫浅静脉,然后用 12 号穿刺针经皮穿刺入足背浅静脉,在 1 分钟内注入 40％泛影葡胺 80～100 ml,在电脑屏幕引导下,先摄小腿部 X 线片,再摄大腿及骨盆部 X 线片。注射造影剂后,再快速注入生理盐水,以冲洗静脉管腔,减少造影剂刺激,防止浅静脉炎发生。造影 X 线片常显示静脉内球状或蜿蜒状充盈缺损,或静脉主干不显影,远侧静脉有扩张,附近有丰富的侧支静脉,均提示静脉内有血栓形成。

下肢深静脉血栓形成的诊断标准是什么

下肢深静脉血栓形成有急性和慢性之分。根据全国第四届中西结合治疗周围血管病学术会议修订的《下肢深静脉血栓形成诊断标准》如下。

1. 急性期

(1) 发病急骤,患肢胀痛或剧痛,股三角区或小腿有明显的压痛。

（2）患肢广泛性肿胀。

（3）患肢皮肤呈暗红色，皮温升高。

（4）患肢广泛性浅静脉怒张。

（5）Homans 征阳性。即将足向背曲时，可引起小腿腓肠肌疼痛。尤其是小腿深静脉血栓时，Homans 征常为阳性。

2.慢性期（深静脉血栓形成综合征）

具有下肢静脉回流障碍，浅静脉怒张或曲张，活动后肢体凹陷性水肿、胀痛，出现营养障碍改变；伴皮肤色素沉着、瘀血性皮炎、瘀血性溃疡等表现。

此外还应结合临床排除急性动脉栓塞、急性淋巴管炎、丹毒、原发性盆腔肿瘤、小腿纤维织炎及小腿损伤性血肿等疾病。通过彩色多普勒超声、静脉造影等可以确诊。静脉造影显示有静脉充盈缺损，下肢深静脉阻塞或狭窄；静脉再通呈扩张状，管壁毛糙，管腔不规则狭窄，瓣膜阴影消失；侧支循环形成，呈扩张扭曲状。

下肢深静脉血栓形成应与哪些疾病相鉴别

下肢深静脉血栓形成临床表现较多，应与下列疾病相鉴别。

（1）下肢淋巴水肿：下肢淋巴水肿有原发性和继发性两种，原发性淋巴水肿往往在出生后即有下肢水肿；继发性淋巴水肿主要因手术、感染、放射、寄生虫等损伤淋巴管后使淋巴回流受

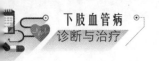
阻所致,因此可有相关的病史。淋巴水肿早期表现为凹陷性水肿,足背部肿胀较明显,组织张力较静脉血栓引起的下肢肿胀小,皮温正常。中晚期淋巴水肿由于皮下组织纤维化,皮肤粗糙变厚,组织变硬呈团块状,一般不会出现下肢静脉血栓后遗症的临床表现,如色素沉着、溃疡等。

(2)下肢局部血肿:下肢外伤后,局部如形成血肿,也表现为下肢肿胀。由于血肿的治疗与静脉血栓的治疗相反,因此需注意鉴别。血肿大多有外伤史,肿胀局限,极少累及整个下肢,伴有疼痛,后期皮肤可见瘀斑或皮肤泛黄,彩超检查有助于鉴别。

(3)腓肠肌撕裂或其他骨骼肌损伤:这种损伤后的症状和体征与周围型下肢深静脉血栓形成类似,但与下肢外伤有关,患者多在外伤或剧烈活动后发病。如果忽略外伤或剧烈活动史,常误诊为下肢深静脉血栓形成。

(4)全身性疾病:下肢水肿可能由不同系统的疾病引起,包括充血性心力衰竭、慢性肾功能不全、贫血、低蛋白血症、盆腔恶性肿瘤等。这些疾病引起的下肢水肿通常是双侧的、对称的,但无浅静脉怒张,也无皮肤颜色改变。

不同原因引起的下肢淋巴水肿各有什么特点

淋巴水肿是指淋巴液聚集在皮下组织间,进而引起纤维增生,脂肪硬化,筋膜增厚,皮肤粗糙,硬如象皮,所以有"象皮肿"之称。引发淋巴水肿的原因有多种,可能是先天性、遗传性的淋巴管结构变异,也可能是其他疾病。所以,鉴别本病的不同原因,对于治疗有积极的意义。

后天性即继发型淋巴管阻塞的病因可为多方面,有丝虫病、结核、淋巴管炎、蜂窝织炎、肿瘤压迫、外科手术(乳腺癌手术、区域性淋巴结清扫),以及放射性治疗后。如果是丝虫病引起的淋巴水肿,多发于 15～50 岁的男性,初期发热、肿胀,后期数年发一次,有的每年发几次,多在几小时至几天内消退。而细菌感染(包括淋巴管炎、蜂窝织炎等)引发的淋巴水肿,有反复发作的丹毒史,屡次发作后引起肢体肿胀。初为凹陷性水肿,以后皮肤及皮下组织纤维增生,表面粗糙,形成"象皮肿"。而肿瘤性淋巴水肿多为无痛性、进行性发展,初期肿胀位于肢体近端,以后延伸到远端。

下肢丹毒如何诊断与鉴别诊断

下肢丹毒的诊断根据患者的病史、临床表现及辅助检查可明确。本病发病不分性别、年龄、季节,往往有皮肤破损病史。初起伴有恶寒、发热、头痛、尿赤、便秘等全身症状。局部先起小片红斑,很快蔓延成大片鲜红,略高于皮肤,色深红,状如涂丹,与周围皮肤分界明显,有明显的灼热感,疼痛多不剧烈。压之皮肤红色减退,抬起手指,红色很快恢复。随着病程进展,红色扩散,其中央部分颜色逐渐变浅、脱屑。附近淋巴结肿大、疼痛。血白细胞可增加到 $10 \times 10^9 \sim 20 \times 10^9 / L$ 以上,多形核白细胞 $80\% \sim 90\%$。

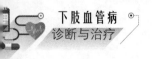

下肢丹毒须与静脉曲张合并瘀积性皮炎相鉴别。后者以皮肤瘀血、缺氧,皮肤营养障碍为主,表现为皮肤萎缩、干燥、脱屑、色素沉着,或有渗液、瘙痒,主要发生于小腿下 1/3,发于小腿上 1/3 罕见。

变应性皮肤血管炎应与哪些下肢疾病相鉴别

变应性皮肤血管炎在临床上也称为过敏性血管炎。它主要累及皮肤真皮上部的毛细血管及小血管,表现为坏死性血管炎。一般发病在皮肤黏膜上,严重时也可造成内脏损害。好发于小腿、踝部,多呈对称性反复发作,皮损呈多形性,病程可以为数周至数月。本病的预后较好,但需要和一些常见的皮肤病相鉴别。

(1) 过敏性紫癜:多发生于青年,皮肤、关节、胃肠道和肾脏与多器官可同时受损,皮损形态单一,以可触及的风团性紫癜和瘀斑为特征,尿液可出现蛋白和红细胞,可有消化道出血。

(2) 丘疹坏死型结核疹:多发生于青年,损害对称分布于四肢伸侧、关节附近和臀部,呈暗红色实质性丘疹或中心坏死性结节,无紫癜。

(3) 静脉性溃疡:有下肢静脉曲张或下肢静脉血栓形成病史,溃疡发生于足靴区,周围皮肤有明显的色素沉着等瘀积性皮炎表现。

(4) 血栓性浅静脉炎:沿静脉走行方向发生,有条索样痛性结节,急性期红肿疼痛明显,慢性期红肿减轻、疼痛感也减轻,多伴有静脉曲张。无明显全身症状。

结节性血管炎的鉴别诊断有哪些

结节性血管炎是发生于皮肤小血管的炎症,临床上好发于成年人,在小腿或足部反复发生皮肤小结节,结节表面肤色正常或微红,一般是沿着浅静脉走行排列,自感轻微疼痛或触痛。患者没有全身症状,病程在数周、数月之间。在临床上,本病往往会与其他常见皮肤疾病相混淆而需鉴别。

(1) 结节性红斑:好发于年轻女性,而结节性血管炎好发于30岁以上的女性。结节性红斑发生于小腿的伸侧,且不溃破,而结节性血管炎多发生于小腿屈侧。

(2) 硬红斑:常易溃破,愈合慢,而结节性血管炎溃破少,即使溃破,愈合较快。硬红斑患者结核菌素试验强阳性,而结节性血管炎不一定。

(3) 变应性皮肤血管炎:皮损多对称性分布在下肢,呈斑丘疹、丘疹、紫癜、瘀斑、结节、溃疡等多形性病变,有疼痛和烧灼感,并伴有全身症状,病理改变为真皮全层血管白细胞碎裂性血管炎。发病急,慢性经过,反复发作。

急性肢体动脉栓塞时应检测哪些变化

当急性肢体动脉栓塞发生时,由于栓塞动脉供血障碍,患者

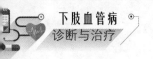
出现剧烈疼痛。检查者用手指中节背侧接触患肢,检测皮肤温度,皮温有明显降低。髂动脉栓塞时,同侧大腿皮肤温度下降;股总动脉栓塞者为大腿中部以下皮温下降;腘动脉栓塞,见小腿中段及其远侧皮温降低。

其次,检查者用手触摸患肢皮肤或用针刺的方法检测皮肤感觉。肢体远端可出现皮肤感觉缺失区,其近端有感觉减退区和皮肤感觉敏感区。还可利用超声多普勒听诊器或血流记录仪检测动脉血流,往往不能听到正常的动脉音,或无动脉波形出现。

动脉造影检查对于诊断动脉栓塞有何意义

动脉血管造影是指在透视控制下,把导管插入动脉内注射造影剂,以 X 线快速连续摄影,将在动脉内流动的造影剂形态、分布及血流动力学情况显示出来。一侧下肢动脉栓塞或上肢动脉栓塞发生时,可以经过健侧肢体动脉插管做动脉造影。动脉造影可以显示动脉栓塞的部位,表现为动脉血管腔狭窄或闭塞。也可鉴别是否有多发性栓塞发生,以及是否有侧支循环建立。根据造影所显示的侧支循环数量、大小,来推断动脉狭窄、闭塞发生的快慢、时间的长短,以及闭塞两端的压力差大小。

下肢血管病的中西医结合治疗

血栓闭塞性脉管炎中西医结合治疗的原则是什么

血栓闭塞性脉管炎是一种慢性肢体缺血性疾病，多发生于青壮年男性，有较高的致残率。治疗困难，病情容易复发，单一药物治疗往往难以取得持久、满意的疗效。据临床观察，中西医结合治疗血栓闭塞性脉管炎具有很大的优势。中医对患者整体调节同西医根据病情针对性治疗相结合，优势互补，从而达到改善肢体血液循环、降低复发率和病残率的治疗原则。在临床实践中，多是在中医辨证论治的基础上，选择用中西药物口服或静脉滴注，或结合手术治疗。综合的疗法比单一疗法起效快、疗效好、复发率低，成为下肢血管病临床治疗的一大特色。

中医对于血栓闭塞性脉管炎是如何辨证治疗的

中医学对于"脱疽"治疗积累了丰富的经验。通过本病不同病变阶段所表现出来的不同临床症状，中医学将本病分为不同

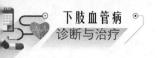

的临床分型。

(1) 在脉管炎发生的早期或恢复期往往出现阴寒型。患肢冰冷,肢端皮肤苍白或潮红,创口虽然愈合但患肢仍怕冷,舌淡、苔薄白,脉沉迟。中医学认为是阳气亏虚,气血凝涩,瘀滞不行,阳气不达四肢末端。治疗上用温经散寒、活血通脉法。方药可用阳和汤加味(熟地黄、黄芪、鸡血藤、党参、当归、干姜、赤芍、牛膝、肉桂、白芥子、制附子、炙甘草、地龙、麻黄、鹿角霜)。

(2) 血栓闭塞性脉管炎Ⅱ期,往往出现血瘀型。临床表现为患肢持续性、固定性疼痛,局部暗红或青紫,肢端皮肤瘀斑。舌质紫暗、苔薄白,脉沉细涩。多为气滞血瘀,经脉阻塞所致。治疗上用活血化瘀、通络止痛法。方药可用活血通脉饮(丹参、赤芍、银花、土茯苓、当归、川芎)。

(3) 血栓闭塞性脉管炎Ⅲ期1级或病变活动期,出现湿热下注型。临床表现为患肢潮红、肿胀、疼痛、肢端溃疡或坏疽,有轻度红、肿、热、痛,舌红、苔黄腻。治疗上用清热利湿、活血化瘀法。方药可用四妙勇安汤加味(银花、玄参、当归、赤芍、牛膝、黄柏、黄芩、山栀、连翘、防己、紫草、甘草、红花等)。

(4) 当患肢出现坏疽、溃疡严重感染,红、肿、热、痛,脓液多,且呈恶臭味,疼痛剧烈,舌质红绛、苔黄燥,脉洪数。中医辨证为热毒炽盛型,治疗上用清热解毒、养阴活血法。方药可用四妙活血汤(银花、蒲公英、地丁草、玄参、当归、黄芪、生地黄、丹参、牛膝、连翘、红花、乳香、没药等)。

(5) 出现久病虚弱无力,面色萎黄。患肢发凉、怕冷,肌肉瘦削,皮肤干燥。中医辨证为气血两虚型。治疗上用补气养血、调和营卫。方药可用顾步汤加减(黄芪、党参、鸡血藤、石斛、当归、丹参、赤芍、牛膝等)。

中医外治法治疗血栓闭塞性脉管炎有哪些优势和特点

血栓闭塞性脉管炎的中医外治法包括熏洗疗法、针刺疗法、穴位注射疗法等。临床上运用中药煎汤熏蒸、浸泡患肢,有利于促进患肢侧支循环的建立,扩张血管,改善肢体血液循环,减轻疼痛,消除肢体肿胀及发冷等症状,有祛除炎症、腐败组织,清洁创口,促进创面愈合的作用。穴位的针刺疗法可以帮助脉管炎患者疏通经脉、调节气血,也可以将药物注入下肢穴位中,进行穴位注射治疗。这样可以通过药物的扩散、渗透,疏通经络、畅行气血,强壮身体,调节机体平衡,促进经络的调节功能,改善局部组织的营养状况,从而提高疗效。

外用熏洗治疗血栓闭塞性脉管炎的方法与作用如何

外用熏洗疗法可以增加患肢血流量,改善肢体血液循环,还可以清洁创口、抑制细菌生长、促进创口愈合、消肿止痛等,适合

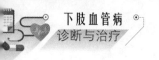

于血栓闭塞性脉管炎的各个阶段。但和内服药物一样，也应当根据疾病的不同阶段、不同的中医证型，选择不同的方药。如在血栓闭塞性脉管炎第Ⅰ、Ⅱ期血瘀型表现较重或恢复阶段的患者，可用活血散瘀、舒筋止痛的活血止痛散（透骨草、延胡索、当归、姜黄、海桐皮、威灵仙、川牛膝、乳香、没药、羌活、苏木、五加皮、红花、土茯苓等）。

慢性溃疡期久治不愈者，可用消毒排脓、去腐生肌、收敛伤口的中药（银花、当归、白蔹、苦参、黄柏、乳香、没药、石决明、赤芍、连翘、大黄、甘草等）。具体用法：可以将药物装入纱布袋内，加水煎煮后，趁热熏洗患肢，每日 1～2 次，每次 40～60 分钟。

对血栓闭塞性脉管炎疮面的处理应注意什么

血栓闭塞性脉管炎创面对于外界刺激抵抗力很弱，不能承受微弱的物理、化学的刺激。所以在处理疮面时应该注意以下几点。

（1）保护组织、减少对尚未坏死组织的刺激，尽量不要用刺激性和腐蚀性的药膏，应以清洁换药为主，操作轻柔。

（2）尽量清除坏死的组织和异物，应采用"蚕食"的方法，逐步将坏死组织完全去除。对于界限不清者，不宜强行剪除。

（3）控制感染是疮面换药的主要目的。根据细菌培养的结果，选用有效的抗生素，配成 0.1％～0.5％溶液湿敷，湿敷前用过氧化氢（双氧水）、苯扎溴铵（新洁尔灭）清洁疮面。

哪些患者需要截肢？术后并发症如何处理

当患者的足部坏疽继发感染并出现全身中毒症状，患肢剧烈疼痛影响工作生活，经各种治疗难以控制，或足部坏疽达到足跟、踝关节以上且界限清楚，可行截肢术。患者在术后仍然应该继续中西医结合治疗，以恢复全身情况，改善患肢血液循环，防止创口感染。

如患者身体虚弱，可静脉输液和输血，并注意防止手术后低血钾的发生。口服大量维生素 B_1、维生素 C，应用青霉素、链霉素等抗生素。观察体温和白细胞的变化，注意创口愈合情况和是否感染。如创口感染，应及时将感染处缝线拆除，使引流通畅。创口内的橡皮条引流在手术后24～48小时拔除。如手术后创口愈合顺利，则在12～14天全部拆线。

闭塞性动脉硬化症的中西医结合治疗原则是什么

中西医结合治疗闭塞性动脉硬化症的原则如下。

(1) 改善血液循环，控制病情发展：本病是慢性肢体动脉闭塞性疾病，是由于肢体动脉粥样斑块形成，发生动脉狭窄和闭塞，引起肢体血液循环障碍，即为血瘀性疾病。因此，在发病早

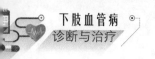
期,可用中西医结合治疗,中医应用益气活血、软坚散结法为主治疗。西医运用扩张血管、降低血脂药物,药物可采用静脉滴注疗法等,以扩张血管,解除血管痉挛,促进侧支循环的建立,改善血液循环。

(2)清热解毒,控制坏疽感染:严重肢体缺血、发生肢体坏疽继发感染,表现为热证、热毒证。中西医结合治疗以中医清热解毒法为主,佐以滋阴、凉血、活血法治疗,以及选用有效的抗生素治疗。病情严重者,给予支持疗法,输液、输血,纠正水、电解质平衡紊乱等,积极控制肢体坏疽感染发展。

(3)积极行内科治疗,控制并发症:对于并发的高血压、高脂血症、高血黏滞综合征、冠心病、脑血管病和糖尿病应积极治疗。

中医如何辨证论治闭塞性动脉硬化症

根据闭塞性动脉硬化症的发病规律和疾病特点,中医临床辨证分型有五型。

(1)阴寒型:主要表现为肢体发凉、冰冷。肢体苍白,遇冷发凉、疼痛加重,舌苔白、舌质淡,脉弦细,多见于Ⅰ期、Ⅱ期闭塞性动脉硬化症和处于疾病恢复阶段患者。以温经散寒、活血化瘀法治疗。方可用阳和汤加味、当归四逆汤加减、黄芪桂枝五物汤加减,同时兼服四虫片、通脉安等。

(2)血瘀型:表现为肢体发凉怕冷、麻木,肢端、小腿、股部出现瘀斑、瘀点,间歇性跛行痛加重,夜间静息痛加重,舌有瘀点、舌质暗,脉弦涩或沉细,多见于Ⅱ期患者。用活血化瘀法治疗。方用寄生活血汤、丹参通脉汤、舒脉汤、活血通脉汤,同时还可兼服四虫片、舒脉康、活血通脉片等。

(3) 湿热下注型:表现为轻度肢体坏疽感染,红肿疼痛,肢体大片瘀斑感染,肢端感染红肿、灼热,伴发热,舌苔白腻或黄腻、舌质红绛,脉滑数,多属Ⅲ期(坏死期)。用清热利湿、活血化瘀法治疗。方用四妙勇安汤加味。

(4) 热毒炽盛型:表现为严重肢体坏疽感染,红肿热痛,或脓液多,有恶臭味,伴有高热、恶寒、神志不清、谵语等,舌苔黄燥、舌质红绛或紫暗,多属Ⅲ期2级或3级闭塞性动脉硬化症伴严重肢体坏疽感染,出现毒、败血症者。用清热解毒、活血化瘀法治疗。方用四妙活血汤、清营解毒汤等。

(5) 脾肾阳虚型:表现为全身畏寒、神疲乏力,腰酸、足跟痛,舌苔白、舌质淡,多属Ⅰ、Ⅱ期或恢复期。方用金匮肾气丸。

哪些药物静脉滴注可用于闭塞性动脉硬化症的治疗

闭塞性动脉硬化症有明显的血瘀表现。药物静脉滴注疗法临床应用广泛,药物种类较多,常用的有溶栓、抗凝、去聚、降黏等药物。临床上可选用丹参注射液静脉滴注,有活血化瘀、通经止痛、养血安神的功效;川芎注射液静脉滴注,有行气活血、行血散血、破血养血的功效;前列腺素 E_1 注射液静脉滴注,能保护血

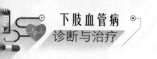

管内皮细胞;蛇毒酶制剂静脉滴注,有抗凝、去纤的作用;三七总苷制剂静脉滴注,有活血散瘀、消肿止痛、止血的功效;红花注射液静脉滴注,有活血通经、祛瘀止痛作用等;脉络宁注射液静脉滴注有养阴清热、活血化瘀的作用;尿激酶静脉滴注,能激活纤溶酶原,溶解纤维蛋白,起溶解血栓的作用。

闭塞性动脉硬化症的肢体疮面如何处理

Ⅲ期闭塞性动脉硬化症患者患肢出现溃疡或坏疽时,其创口换药与处理是很重要的,处理得当可减轻局部疼痛、防止坏疽范围扩大、促进溃疡的愈合。换药的目的是观察创口情况,了解局部血供,以利于对治疗效果进行判断,同时采取恰当的局部处理。局部处理应遵循一定的原则和规范。

(1)保护组织,减少对尚未坏死组织的刺激。尽量少用或避免过早使用生肌收口的外用药物,以免刺激周边的正常组织。

(2)清洁换药,轻柔操作。创口脓液较多、有坏死组织时,应用一定浓度的抗生素溶液外敷换药;脓液较少时,用大黄油纱布换药;创口脓少、肉芽新鲜时,用玉红膏纱布换药。每日或隔日换药一次。

(3)尽量清除周围坏死组织异物。

(4)控制感染。合并细菌感染的创口应积极控制感染。控制感染的原则是选用合适的抗生素和保持引流通畅。

闭塞性动脉硬化症的手术治疗方法有哪些

常见的手术方法有以下几种。

（1）动脉血栓内膜剥脱术：适用于病变局限、短段动脉严重狭窄或完全闭塞，将远端的动脉内膜断面向外固定在动脉壁上，防止血流冲击内膜管腔。

（2）动脉血栓摘除术：当闭塞性动脉硬化症并发急性动脉栓塞或血栓时，肢体严重缺血，发展迅速，后果严重，应尽早施行动脉血栓摘除术。

（3）血管重建术：具体手术方式可分为动脉旁路血管移植术、解剖外动脉旁路移植术、原位大隐静脉旁路移植术、静脉动脉化。

（4）腔内血管外科技术：具体有经皮腔内气囊导管成形术、激光血管成形术、动脉粥样硬化斑块切除术、血管腔内超声消融术、血管镜。

（5）坏疽足趾切断术。

（6）截肢术。

闭塞性动脉硬化症手术治疗的注意事项有哪些

本病患者多为老年人，并发症较多，动脉往往高位狭窄或闭

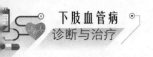

塞,肢端血运改善比较困难,故手术要注意以下几个方面。

(1) 中西医结合整体治疗有利于侧支循环的建立,改善血液循环。部分患者坏疽足趾会自行脱落,创口逐渐愈合,不必急于外科手术治疗。

(2) 坏疽足趾切除缝合术应争取一期愈合。

(3) 伤口内常规放置橡皮引流条,避免创口内瘀血积聚。

(4) 残端创口的观察和处理很重要,对愈合时可能发生的问题做出预判,并及时处理。

闭塞性动脉硬化症截肢术的手术指征和手术要点是什么

闭塞性动脉硬化症患者手术指征如下。

(1) 严重肢体坏疽,坏疽扩展到踝关节或小腿,无法保留肢体者。

(2) 严重肢体缺血,患肢肌肉重度萎缩,坏疽扩展到跖趾关节和足背部,分界线不清楚,剧痛、发热,无法控制坏疽感染者。

(3) 小腿巨大溃疡,外露骨质,经中西医治疗无效者。

手术要点见下。

(1) 根据血运情况,确定截骨平面。

(2) 皮瓣设计。

(3) 截肢残端的处理:手术操作要轻柔,在皮肤回缩处切断肌肉,切除血运差、可能坏死的肌肉,以确保创口顺利愈合。

闭塞性动脉硬化症的坏疽足趾切除手术方法如何

闭塞性动脉硬化症患者坏疽足趾切除的手术方法有两种。

（1）单纯坏死组织切除术：适合于肢体血液循环已有改善，坏死组织与健康组织形成鲜明的分界线，坏疽已经停止发展，局部感染基本控制者。

（2）趾部分切除缝合术：适合于趾远端局限性坏疽，局部感染控制，炎症基本消退者；趾远端骨质暴露或骨残端骨髓炎形成，创口难于愈合者。趾干性坏疽、近端健康组织炎症消退、患肢血液循环改善者，可施行跖趾关节断离术。

糖尿病肢体血管病变的中西医结合治疗原则是什么

糖尿病足的中西医结合治疗原则如下。

（1）积极有效地控制糖尿病。

（2）控制糖尿病血管病变的发展。抗凝、促纤溶和扩张周围血管，改善血液循环和微循环，防止发生肢体坏疽。

（3）防治感染。尤其是发生肢体坏疽者，应使用抗生素和支持疗法，促进创口愈合。

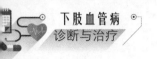

(4) 积极治疗糖尿病并发心、脑、肾及末梢神经功能障碍等并发症。通过长期坚持治疗,可以有效地防止和控制病变进展,降低致残率和病死率。

中医如何辨证论治糖尿病足

中医将糖尿病足分成五个证型。

(1) 阴寒型:肢体发凉、苍白,遇冷症状加重,舌淡、苔薄白,脉沉迟,多属糖尿病并发肢体血管病变的早期。可用温经散寒、活血通络法治疗,方用当归四逆汤加减(当归、丹参、黄芪、鸡血藤、党参、王不留行、玄参、赤芍、郁金、鹿角、桂枝、熟附子、川牛膝、甘草、大枣、通草)。

(2) 血瘀型:肢体发凉、疼痛,肢端、小腿有瘀斑,或足紫红色,舌有瘀斑或舌质绛,脉涩,多属糖尿病肢体血管病变严重缺血与瘀血症。可用活血化瘀、通络止痛法治疗,方用丹参通脉汤(丹参、赤芍、当归、鸡血藤、桑寄生、川牛膝、川芎、黄芪、郁金、地龙)。

(3) 湿热下注型:轻度肢体坏疽感染,脓少,红肿,有低热,苔白腻或黄腻,脉滑数,多属于糖尿病肢体血管病变肢端坏疽局限者。可用清热利湿、活血化瘀法治疗,方用四妙勇安汤(药同血栓闭塞脉管炎)。

(4) 热毒炽盛型:严重肢体坏疽感染出现红、肿、热、痛,脓多、恶臭,高热,神志模糊,舌红绛、苔黄燥或黑苔,脉洪数,多属糖尿病肢体血管病变坏疽愈合期和恢复期。可用清热解毒、凉血化瘀法治疗,方用四妙活血汤(同血栓闭塞性脉管炎)。

(5)脾肾阳虚型:肢体发凉,腰膝酸软,乏力倦怠,舌质淡,脉沉细。可用温肾健脾、活血化瘀法治疗,方用补肾活血汤(熟地黄、桑寄生、当归、鸡血藤、丹参、川断、川牛膝、红花、补骨脂、茯苓、白术、淫羊藿、狗脊、陈皮、山药)。

糖尿病足的中医外治法有哪些特色

对于糖尿病足的中医外治法包括熏洗疗法、湿敷疗法、针灸疗法。熏洗疗法是指根据患者的不同证型,配置不同的中医方剂。通过中药汤剂对患肢的熏蒸和浸洗,达到改善血液循环、增加侧支循环的作用。对于肢体发凉、怕冷等寒冷凝涩、气血瘀滞的患者,可用驱寒活血方(制川乌、乌头、制草乌、伸筋草、透骨草、苏木、红花、制附子、川芎等);对于糖尿病足坏死组织、脓液较多者,可选用祛腐解毒方(银花、蜂房、黄柏、黄连、黄芩、蒲公英、丹皮、紫草等)。

应该注意的是,熏洗时水温不宜过高。对于肢体坏疽处于进展期或干性坏疽已稳定者,不宜应用熏洗疗法。当坏疽继发感染,周围炎症明显、疼痛剧烈时,还可用黄马酊湿敷疗法以消除炎症、减轻疼痛、控制感染扩展。用时取纱布数块,浸透药液,放在坏疽周围红肿部位,每日一换。糖尿病坏疽经清创引流后,可以选用山莨菪碱(6-542)加抗生素溶液,抑制细菌生长,减少局部水肿,改善微循环。炎症控制后,选用表皮生长因子加庆大霉

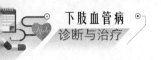

素湿敷,诱导细胞生长,促进创面愈合。据报道中医针灸治疗,对于降低血糖、血黏度有一定疗效。

糖尿病血管病变的药物治疗包括哪些

控制糖尿病血管病变药物治疗的目标主要是预防动脉硬化,降低血黏度和血液凝固性,从而改善肢体血液循环和微循环,防止发生肢体坏疽。糖尿病患者往往因脂质代谢紊乱,导致血脂增高,通过药物降低血脂是必要的。在高血糖的作用下,各类脂蛋白可以发生不同程度的糖化,使脂质氧化加速,清除率降低,促使动脉粥样硬化的发生,引起大血管病变。所以,对于糖尿病且血脂异常者,除了饮食控制、纠正高血糖以外,应使用降脂药物控制血脂。具体的药物如辛伐他丁、洛伐他丁,或中药提取制剂如血脂康等,贝特类药物如非诺贝特等,烟酸衍生物如阿昔莫司。同时,也可服深海鱼油制剂如多烯康、鱼油烯康等。这类药物可以抑制肝内脂质及脂蛋白合成,促进胆固醇从肠道的排出,可扩张冠状动脉,减少血栓形成,延缓动脉硬化的进程。此类药物一般无毒副作用。

此外,糖尿病患者的血液黏稠度和凝固性较高,并发大、小血管病变者,因血管狭窄、闭塞及微血管障碍、微血栓形成,导致肢体血液循环障碍、微循环障碍。因此,通过扩张血管、去纤、降黏、抗栓、祛聚等综合治疗,可促进侧支循环的建立,疏通微循环,减少肢体缺血所产生的坏疽。口服药物有双嘧达莫、肠溶阿司匹林、妥拉唑林等;静脉滴注药物有蝮蛇抗栓酶、尿激酶等溶栓药。

糖尿病足的手术治疗方法有哪些？

糖尿病足的手术治疗有以下几种方法。

(1) 动脉重建手术:是改善肢体血液循环的有效方法。术前用胰岛素使血糖降到一定范围,并且并发症和感染得到有效的控制。主要的手术方式是血管搭桥术、血栓内膜剥脱术、静脉动脉化术及大网膜移植术等。

(2) 清创引流术:糖尿病足一旦发生坏疽往往是缺血和感染并存,两者互为因果,使坏疽和感染的范围迅速扩大。因此,果断、适时和充分地清创引流是控制感染极其有效的方法。

(3) 切趾缝合术:适用于坏疽局限于趾端,血运已有所改善、分界清楚、感染已得到控制者。

(4) 截肢术:对于坏疽范围广、全身情况差、创口愈合能力低下者,截肢后创口容易愈合。

糖尿病下肢血管病变动脉重建手术的术式如何选择

对于糖尿病足患者,动脉重建术是改善血液循环的有效方法。

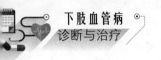

对于糖尿病患者肢体大血管的硬化性闭塞,动脉重建术可以通过重建动脉通道,改善患肢的血供情况,从而使许多患者免于截肢。临床上施行动脉重建术时,最好先将患者的血糖控制在一定低点,同时控制其他并发症,用抗生素控制感染,然后再行手术。

对于术式的选择,应根据临床体征,以及动脉造影、彩色多普勒超声等检查结果,明确血管闭塞的部位和范围,然后选择相应手术。动脉重建术的手术方式有血管搭桥术、血栓内膜剥落术,另外还有静脉动脉移植术等。

糖尿病足脓肿形成后如何应用清创引流术

糖尿病坏疽一旦发生,往往是缺血和感染并存,两者互为因果,使坏疽和感染范围迅速扩大。因此,果断、适时和充分的清创引流是控制感染极其有效的方法。切开引流宁可早而勿晚。只要形成脓腔者,原则上都应施行切开,一般不会因为手术的创伤而加重坏疽。但当坏疽进展迅速,肢体大血管闭塞而呈严重缺血状态时,清创术往往达不到治疗效果。缺血不能得到改善,肢体就很难保留。

为什么糖尿病坏疽截肢率高

截肢术是糖尿病坏疽传统的治疗方法。糖尿病坏疽截肢者占非外伤性截肢的50%。

（1）有的患者有多年糖尿病史，但未发现有糖尿病，因此可能得不到早期诊断和正确系统的治疗。一旦肢体坏疽发生，发展迅速，无法保留肢体，尤其是针刺放血、热水烫洗、外敷腐蚀性刺激性的药粉药膏所致者。

（2）有的患者长期不能很好地控制血糖，致使糖尿病病情加重，导致肢体动脉高位闭塞，致使肢体缺血症状得不到改善，缺血范围大、感染重，以致有全身性感染的危险。

（3）急性发病：在慢性肢体缺血的基础上，突然发生肢体动脉血栓形成，肢体严重缺血坏疽。

下肢静脉曲张的中西医结合治疗原则是什么

根据下肢静脉曲张的不同阶段，临床上应用中西医结合辨证论治整体治疗法，包括临床辨证论治、外治疗法、药物静脉滴注疗法、药物穴位注射疗法、手术治疗等。下肢静脉曲张的治疗原则如下。

（1）促进下肢血液回流，消除瘀血状态：下肢静脉曲张主要是静脉血液倒流或回流受阻，浅静脉迂曲成团，血液瘀滞所造成。因此，中西医结合治疗，应用行气活血、祛瘀利湿法，以及应用弹力绷带或穿弹力袜等，使下肢的浅静脉没有异常扩张的空间，促进静脉回流，减轻下肢瘀血。

（2）控制肢体感染：下肢静脉曲张，常并发血栓性浅静脉炎、

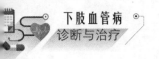
急性感染等。中西医结合治疗以清热解毒、活血化瘀为主,应用抗生素治疗,配合外治疗法,控制肢体感染。

(3) 保护患肢,防止外伤:由于下肢瘀血,局部组织营养不良,轻微的外伤就可能引起继发感染和溃疡。因此,需保护患肢,防止外伤,注意患肢清洁卫生,忌在患肢使用腐蚀性药物或注射刺激性药物。

中医如何辨证论治下肢静脉曲张

下肢静脉曲张常并发血栓性浅静脉炎、瘀血性皮炎及小腿溃疡等。因此,应根据本病不同的阶段及患者体质的不同,进行辨证论治。

(1) 气滞血瘀型:当久站久行或劳累时静脉瘤体增大,下坠不适感加重,可有患肢压痛、刺痛、足靴区色素沉着。常伴有稍动即气喘、少气懒言全身乏力,或有脘腹坠胀、腰酸。舌淡、苔薄白,脉细缓无力。中医辨证属气滞血瘀,治当补中益气、活血舒筋。

(2) 湿热下注型:患肢青筋隆起,红肿疼痛明显,甚则小腿溃疡、糜烂渗液,周围皮肤红、肿、热、痛,或并发丹毒,伴发热、口渴、便秘、尿赤。舌暗红、苔黄腻,脉滑数。中医辨证属湿热下注,治当清热利湿、活血化瘀。

(3) 寒湿凝滞型:小腿青筋蜿蜒,瘤色紫暗,下肢水肿,小腿胫骨前按压有凹陷,怕冷,酸胀不适、沉重无力,甚者走一小段路就觉得不适难忍,停步后则稍稍好转。这些症状早轻晚重。伴食欲不振,喜热食,腹胀、腹泻。舌淡,苔白滑或白腻,脉象濡缓或沉迟。中医辨证属寒湿凝滞,治当温阳化湿、活血通脉。

(4) 气血两虚型:小腿青筋迂曲,抽掣般疼痛,如并发小腿溃疡则溃疡经久不愈,肉芽淡红或苍白,脓水清稀,伴有耳鸣如蝉,眩晕,肢体麻木,两目干涩。舌淡,脉细。一派津亏血燥,筋脉、肢体、脑窍得不到濡养的证候,所以治疗以益气养血、活血利湿为要。

下肢静脉曲张如何应用熏洗疗法

下肢静脉曲张的熏洗疗法用药也是与该病的辨证分型密切相关的。

(1) 对于阴寒偏盛、经脉凝滞者,可运用经方大黄附子汤热敷患肢。方药如下:大黄60 g,附子60 g,细辛30 g,加水至500 ml,武火煎至300 ml。

(2) 对于气虚血瘀型的下肢静脉曲张,我国中医名师邓铁涛教授运用益气化瘀法自拟方浴足疗法,随症加减,取得满意疗效。方药如下:黄芪(或五爪龙) 60 g,桃仁12 g,红花、升麻、川芎、枳壳、柴胡各10 g,川牛膝、赤芍各15 g,桑寄生30 g,上方加葱根茎6条、生姜6片,煎后加米酒、米醋各50 g。郁久化热者加皂角刺、青天葵、蒲公英、丹参;湿热流注者加汉防己、萆薢、海桐

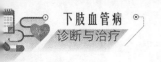
皮;寒湿内停者加艾叶、吴茱萸。

一般而言,下肢静脉曲张见下肢瘀血、肿胀、疼痛者,用活血消肿洗药、活血止痛散熏洗患肢,以活血化瘀,消肿止痛;并发瘀滞性皮炎,渗液糜烂、瘙痒者,用燥湿止痒洗药熏洗,以燥湿止痒;并发血栓性浅静脉炎或瘀血炎症者,用硝矾洗药、四黄洗药、解毒洗药等熏洗,洗后外涂黄马酊、丹参酊等,清热解毒,消炎止痛。

下肢静脉曲张如何外敷治疗

有报道用浸泡的蜈蚣药酒外用涂搽治疗下肢静脉曲张。蜈蚣有解痉消肿止痛的功效,而且酒亦有活血消炎止痛的作用。《中国药物学》亦有"蜈蚣配木鳖子、麻油等外用,治无名肿毒"的记载。

亦有用云南白药外敷治疗者。用市售云南白药适量,加酒调成糊状,敷于患处,胶布固定,每日更换1次,干时宜滴酒保持湿度,至局部肤色恢复正常,曲张静脉隐退为止。一般用药3~10天即可见效。

另外,也有人配制治疗下肢静脉曲张的外敷药酒:用白酒加络石藤、白花蛇舌草、爬山虎、皱皮枫、鸡血藤、丝瓜藤等。有报道称其渗透性强,见效快、疗效好,成本低且无毒副作用。

下肢静脉曲张并发血栓性浅静脉炎、丹毒等,局部红肿、热痛者,还可用芙蓉膏、金黄膏外敷患处,每日或隔日换药1次。

下肢静脉曲张疮面换药如何操作

下肢静脉曲张患肢小腿常出现溃疡、糜烂,疮面经久不愈。因此疮面处理非常重要。在内服中药的同时结合对溃疡进行辨证换药。静脉性溃疡疮面换药主要包括以下方面。

(1)可先行熏洗,常用清热解毒、燥湿通络的药物,如虎杖、苦参、毛冬青、土茯苓、忍冬藤等,选择2～3味,水煎,外洗,每日1～2次,可起到清洁疮面、消肿止痒的作用。

(2)外敷药物,常用油膏掺散剂,溃疡初期脓腐未尽者,疮面掺金黄散、四黄粉等清热解毒燥湿,或九一丹提脓祛腐;后期脓水将尽,腐脱新生时,疮面可掺生肌散。现代医学也证明,油膏类制剂能够使溃疡面与空气隔离,提供一个密闭而湿润的环境,有利于疮面毛细血管的增生,促进疮面迅速愈合。疮面分泌物较多时,可选用溶液湿敷,减少脓水分泌,起到收干、促使腐肉脱落的作用。具体药物如各种抗生素溶液、0.1％苯扎溴铵(新洁尔灭)、呋喃西林液、含氯石灰硼酸液、四黄液或黄柏液等浸泡过的纱布湿敷溃疡面并加盖油纱及敷料包扎,有吸湿抑菌作用。

(3)常在绷带包扎溃疡面后,再穿弹力袜或缠缚弹力绷带,以促进下肢血液回流,缓解静脉高压状态,从而加速溃疡愈合。

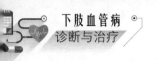
下肢静脉曲张有哪些辅助治疗

（1）抬高患肢：下肢静脉曲张患者患肢浅静脉瓣膜功能不全，血液倒流，应避免长时间站立，适当休息并抬高患肢，促进血液回流，可减轻患肢肿胀及预防小腿溃破。

（2）弹力绷带或弹力袜：晨起落地前穿上或绑上，晚上入睡前脱下，如果日间脱下过，再穿上前须抬高患肢仰卧 15 分钟，让下肢静脉血充分回流。以外部压力抵消各种原因所导致的静脉压力增高，防止深静脉血液经交通支逆流入浅静脉，促进静脉血回流，达到控制和延缓病情发展，改善局部皮肤营养不良、减轻水肿、预防溃疡形成，或促进溃疡愈合的目的。

（3）高频电针：取静脉曲张部位的阿是穴治疗。据报道经 2 个疗程治疗，有效率可高达 99％。治疗时，患者平卧，局部常规消毒并以 0.1％～0.2％利多卡因麻醉。调好高频电针，在曲张静脉部位刺治，针距约 1 mm。令针穿透血管前壁，达到后壁，勿伤及健康组织，刺入深浅要一致，针在血管内停留时间一般为 3～5 秒。提针后如有出血现象，将电针放至距皮肤约 1 mm 时，便会发生火花放电，对皮肤起烧灼止血和防止感染的效果。放电的方式是电针横移动之后再竖移动，将创面织成箩底状，这样可不留或仅留轻微瘢痕。

患病部位长的静脉曲张，可分段刺治；对结节或团状部位，先在结节周围刺治，再在中心刺治。治后创面须包扎处理（0.1％乳酸依沙吖啶溶液纱条湿敷，每 2 日换药 1 次）。每日针刺 1 次，

6 日为 1 个疗程，每疗程间间歇 2 日。本法在操作前应做检查，须确定无深、浅组静脉梗阻和血栓，仅为浅组静脉曲张者方可进行治疗。本法亦不适合于有心脑血管疾病或血友病患者。

（4）磁圆梅针：取穴于足三里—解溪，三阴交—阴陵泉，阿是穴（静脉曲张部位），据报道有效率可高达 92.2%。治疗时，患者倚托直立，重心放在患肢上，以使静脉曲张充盈；医生左手固定患肢，右手持磁圆梅针，以腕部活动形成叩击之力，先从足三里循胃经叩刺至解溪，再从三阴交循脾经叩刺至阴陵泉，各速叩 3～5 遍。然后，医生用左手拇指固定按压在曲张静脉团的最上方（近心端），由曲张静脉远端开始，垂直叩刺，渐至近端，叩至曲张静脉团局部隆起，蓝色蚯蚓状曲张团消失，并有皮肤温度升高（局部发红或手触发热）为度。每隔 15 日治疗 1 次，3 次为 1 个疗程。本法操作前，需做深静脉回流试验，回流良好者方可用磁圆梅针治疗。

（5）艾灸：可艾灸三阴交、足三里、承山等穴，每次 15～30 分钟，每日 2～3 次，有温通经络、活血行气的作用。

下肢静脉曲张的手术方式有几种

下肢静脉曲张的手术方式主要有 5 种。

（1）大隐静脉高位结扎剥脱术：是最传统、最成熟的手术方式，疗效肯定而彻底，适用于各级医院，但存在切口多、创伤大、出血多、恢复时间长、并发症多等缺点。

（2）高位结扎和经皮缝扎术：采用大隐静脉高位结扎，曲张

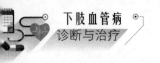

静脉(包括曲张成团的静脉)隔皮缝扎的一种方法。缝扎的具体做法是从静脉一侧皮肤进针,绕过静脉深面,从对侧出针,进行常规结扎。术后不做弹力绷带包扎。该术属微创治疗,术后恢复快,长期观察无复发。

(3)激光电凝术:采用在曲张静脉内置入激光光纤的方式将血管内膜破坏,使血管粘连、闭合。这种方法的优点是手术时间短、创伤小、恢复快,外观上也较传统术式美观。

(4)大隐静脉的旋切刨吸术:在皮下光源透照下,利用有动力装置的静脉抽吸装置,用灌注泵或加压输注装置将溶液注入皮下,使曲张静脉萎陷,辅以皮下注射麻醉溶液松解曲张静脉四周的结缔组织,然后通过另一个2~3 cm切口置入静脉抽吸器,抽取全部可见的静脉团。疗效确定且较传统术式美观。

(5)股浅静脉瓣膜环缩术:适用于股浅静脉瓣膜结构、形态正常,静脉管径扩大造成瓣膜关闭功能不全者。在股深静脉解剖、游离股浅静脉第一对瓣膜部,以大隐静脉片环形包绕固定于瓣窦部的外面,并使之缩窄。该手术操作简单,损伤小,并发症少,切口长10~12 cm。

微波治疗下肢静脉曲张有什么优点

用微波手术治疗仪(静脉曲张治疗专用仪)或兼带有激光导向系统的特制血管腔内微波辐射器,均在静脉麻醉下或针刺复合静脉麻醉下进行手术治疗。于患肢踝部、膝内侧或腹股沟部,穿刺或切开大隐静脉置入微波血管腔内辐射器。此辐射器头端内置的激光发光源可指示方向位置,根据患肢静脉内径宽度、体型胖瘦,选择不同的微波功率与凝固时间,将主段大隐静脉逐段、逐次凝固封闭。下肢浅静脉曲张严重的患者,曲张静脉酌情采取微波辐射器多点静脉穿刺凝固,封闭属支静脉。术毕,先套弹力袜,再用弹力绷带加压包扎患肢至术后1周,然后换穿弹力袜1~2个月。

该术无切口及下肢疼痛,极少有穿刺部位的感染,仅术后当日存在因弹力绷带加压的紧束感,或有足部轻度暂时性的肿胀,术后2~3天均可自行下床活动,住院时间仅2~10天,平均5.3天。患肢浅静脉曲张于术后第2天即变平坦,下肢肿胀消失,彩色多普勒超声亦显示内径明显缩窄;术后2周管腔内纤维化形成,管腔内部完全闭锁。术后2周大部分患者色素沉着变淡;术前有湿疹样变的,大部分于术后1周开始明显好转;术前有溃疡的,经积极换药,也大多于术后2周内愈合。

总之,该术麻醉简单,手术简捷,手术费时少,术中出血少,住院时间短,效果确切。创伤小、痛苦轻、恢复快、术后美观无瘢痕,无严重并发症。相对而言,手术用的微波手术治疗仪价格经济,一般基层医院也易于推广使用。

下肢静脉曲张并发小腿溃疡的中西医结合治疗效果如何

下肢静脉性溃疡最重要的发病机制是静脉反流和回流受

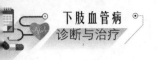

阻,引起静脉毛细血管高压,血液瘀滞,形成渗出性血管周围纤维蛋白屏障,从而阻碍末梢循环交换,造成营养性组织坏死。在单纯性浅静脉倒流性病变时,由于经交通静脉流入深静脉的血量增加,可使深静脉主干伸长和扩张,最终导致深静脉瓣膜功能不全;当深静脉高压破坏交通静脉瓣膜并使深静脉血液向外倒流后,可在踝部引起皮肤营养障碍,导致溃疡形成。根据下肢静脉性溃疡形成的原因,在全身治疗和局部保守治疗不愈的情况下,应选择适当的手术治疗,外科治疗目的在于阻断倒流至溃疡区的曲张浅静脉或交通静脉,达到病因治疗。

下肢静脉性溃疡中医学称为"臁疮",俗称"老烂腿"。认为是下肢脉络瘀滞不畅、肌肤失养、郁久化热、热壅肉腐而致。因此"腐"是病之标,"瘀"是病之本。在临床治疗中遵循"祛腐生肌""活血化瘀""清热利湿"的治疗原则。

对于溃疡疮面的愈合,20世纪90年代国内外专家认为,创造一个湿润的愈合环境更有利于疮面的毛细血管增长,避免结痂,促进溃疡疮面尽早愈合。中医的溃疡洗药湿敷恰能提供这样一个湿润密闭、乏氧、有利于疮面愈合的局部环境。且药理学证明,中药金银花、连翘、芍药等具有广谱抗菌作用;乳香、没药等活血化瘀类药具有抑制炎症,加速炎症渗出、排泄、吸收,促进疮面愈合的作用;而当归、大黄、赤芍诸药具有改善循环,降低血小板聚集、抗血栓形成的作用;煅石决明则具有消肿生肌、收敛疮面的作用。

中医如何治疗血栓性浅静脉炎

血栓性浅静脉炎是浅静脉管壁急性炎症反应引起管腔内血栓形成的疾病,血液多呈高凝状态,所以中医治疗以活血化瘀通络为主要原则。

该病多发于下肢,患肢常沿着发病的浅静脉表现为红肿、疼痛、灼热感,明显压痛,或伴有口干、头晕、大便秘结、小便色黄,严重的可以出现低热、恶寒等全身症状,舌偏红、苔偏黄。这是因湿热阻滞经络,导致气血运行不畅,治疗当以清热利湿解毒、活血化瘀通络为要。

有的患肢没有肿胀发热,疼痛在受凉或者劳累后加重,休息或者患肢保暖就可稍缓解。望其舌,色淡质润,苔薄而少,脉沉弦,一派寒凝之象,此时治当温经散寒、化瘀通络。发于胸壁的,多肝气不舒,宜加用理气止痛药。如因静脉滴注或沾染化学物品等导致,初起病情轻浅,可以单纯用外治法来治疗,如中药外敷、温熨、微波针灸等。此外,凡患处形成的条索样物质地较硬,又位于关节活动比较频繁处,或并发有闭塞性动脉粥样硬化的老年患者,治疗效果一般不佳。

血栓性浅静脉炎需要手术治疗吗

如果经治疗炎症消退 3 个月以后,硬性索状物不消退,疼痛

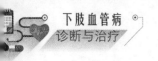
仍然明显,妨碍运动的患者,可以实行手术切除硬性索状物。如果病情发展,疼痛沿浅静脉迅速蔓延,有侵犯深静脉的趋势,应该及时施行手术,高位结扎受累静脉,并予以切除或者剥脱。如果病变发生在原有曲张的下肢静脉,待病情稳定,炎症反应相对处于静止阶段,可施行剥脱治疗。若为化脓性血栓性浅静脉炎,则应当切除整个静脉病变段,开放疮口,局部换药。

血栓性浅静脉炎的外治法有哪些

初起、轻浅的血栓性浅静脉炎单纯用外治法即可痊愈,严重的则需配合内服药共同奏效。

(1) 外治法也要根据中医的辨证分型来分别用药。如红、肿、热、痛明显的湿热型患者可以用朴硝 100～200 g,开水冲溶,熏洗患处,每日 1～2 次,每次 30 分钟。或用芦荟、酢浆草加冰片捣烂(根据病变部位及范围,取芦荟和酢浆草按 2∶1 的比例加少许冰片),敷于病变部位,包扎,保持半个月后,索状物及疼痛一般可消退大半,再换 1 次药,续敷半个月,以巩固疗效。有条件则可以外敷金黄膏或者金黄散,用纯净水或茶水调匀,外敷红肿处。

(2) 患处热象不明显的,可以选用活血化瘀、温经通络的中药装入 2 个布袋中,各倒入少量白酒,缝好后上锅蒸热,熏熨局部,两袋交替熏熨 10 次,每日 1～2 次,三四天后换新药。还可用醋调九分散,敷于条索上,每日 1～2 次。

（3）微波针灸仪、针灸也有一定的辅助治疗作用。将仪器的罩式天线直接放置于患处，并不断地沿硬条索状物移动天线，热度以患者能忍受为宜，每日1次，每次30分钟。针刺取穴则以夹脊穴、膈俞、太渊为主穴，隔日1次。胸腹壁浅静脉炎加内关、阳陵泉；上肢多取合谷、曲池、内关、曲泽；下肢多取阴陵泉、三阴交。

下肢深静脉血栓形成的中西医结合治疗原则是什么

西医认为下肢深静脉血栓形成的三大因素为血流缓慢、静脉损伤和血液的高凝状态。深静脉血栓阻塞，静脉血回流障碍，并经过漫长的演变过程，后期静脉血栓虽可机化再通，但静脉壁失去弹性，瓣膜被破坏，深静脉主干僵化、直通，静脉功能几乎全失，使肢体处于病废状态。因此，下肢静脉血栓形成的早期诊断、早期中西医结合治疗是取得疗效的关键。主要方法有临床辨证论治、溶栓疗法、降纤疗法、抗凝疗法、解聚疗法、药物动脉注射疗法、外治疗法、手术治疗和现代医学的其他治疗方法等。中西医结合治疗下肢深静脉血栓形成的原则如下。

（1）促使血栓消融，控制病情发展：急性下肢深静脉血栓形成发病3～7天以内，主要使用溶栓疗法，与降纤疗法、解聚疗法配合使用，并以清热利湿、活血通络为主配合治疗，促使血栓迅速消融吸收，控制血栓扩张。

（2）促进侧支循环，消除下肢瘀血状态：对下肢深静脉血栓

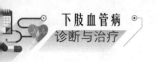

形成综合征,使用降纤疗法、解聚疗法,配合扩张血管药物,以活血利湿、软坚通络法进行治疗,并与外治疗法配合应用,促进侧支循环的建立,改善血液循环,消除下肢瘀血状态。

(3) 保护患肢,防止并发症:下肢深静脉血栓形成时,下肢常处于瘀血状态,应尽量减少长时间站立和行走,抬高患肢,穿弹力袜,使用熏洗疗法,促进静脉血液回流,减轻下肢瘀血。同时,防止患肢外伤感染而发生下肢慢性溃疡。

中医如何辨证治疗下肢深静脉血栓形成

下肢深静脉血栓形成,一般都会因脉络不通而感到疼痛。血液回流受阻,水津外溢于肌肤,致下肢肿胀。瘀血阻络,瘀久化热,可使患肢温度升高。

(1) 湿热下注型:下肢肿胀、疼痛,肤色暗红,皮肤温度升高,部分患者可伴有体温升高。舌质淡紫或有瘀点、瘀斑,苔黄腻,脉滑数或弦数。中医辨证属脉络湿热证,治当清热利湿、活血通络。

(2) 血瘀湿重型:患肢明显肿痛,皮肤温度虽然升高(亦可微热),但皮色苍白或正常,多为脉络湿热证的恢复期。舌质淡紫,或有瘀点、瘀斑,苔白腻,脉沉紧或濡。证属脉络湿瘀,治当活血化瘀、利湿通络。

(3) 痰瘀互结型:患肢肿胀、疼痛较轻,股静脉成条索状,感胀痛,有压痛,小腿皮肤呈棕褐色或青黑色,皮肤和皮下组织纤维硬韧发紧。舌红绛或紫暗,苔白。证属痰瘀互结证,治当活血通络、软坚散结。

(4)脾肾阳虚型:久病体虚、乏力,患肢胀痛,早轻晚重。腰酸畏寒,胃口欠佳,口不渴,皮肤温度不高或仅有微热,肤色正常或色暗,或伴静脉曲张,或小腿色素沉着、瘀积性皮炎,或起湿疹,或成溃疡。舌质淡紫,苔白腻,舌体胖、边有齿痕,脉缓或濡。证属脾肾阳虚、寒湿内阻,治当温肾健脾、利湿通络。

气可引领血的运行,且血行脉内,温则通,寒则凝。所以,在本病的后期尤要注意益气,并恰当地使用温通的方法,对提高疗效有一定意义。

活血化瘀法治疗下肢深静脉血栓形成的作用机制是什么

下肢深静脉血栓的形成与创伤、手术、妊娠、分娩、恶性肿瘤,或慢性感染、长期卧床等因素密切相关。这些因素都可以耗伤气,中医认为"气为血帅",气可以引领血的运行,气不畅则血行缓慢,而且外来损伤可直接导致瘀血阻塞于脉络。脉络滞塞,气血运行不畅,于是引发疼痛的感觉。所以,治疗当以活血化瘀为要。大量动物实验研究和临床观察证实,治疗下肢深静脉血栓形成常用的活血化瘀中药,如丹参、当归、红花、桃仁、赤芍、丹皮、穿山甲片、水蛭、虻虫、地龙、地鳖虫等,多可以抑制血小板聚集,延长凝血时间,降低血黏度,消除血液高凝状态,改善血液流

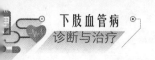

变学,修复静脉内壁的损伤,扩张血管,又可促进血栓的早日消融吸收以及侧支循环的建立。脉络逐渐通畅,气血流通则疼痛自止,瘀热自除,皮肤温度恢复正常;脉络内的血液回流得到改善,水津自然留于脉道之内而减少外溢,肢体肿胀也可减轻。

下肢深静脉血栓形成如何进行溶栓治疗

国内外许多学者已明确深静脉血栓形成的溶栓近期效果与手术取栓效果无明显差别,早期溶栓效果明显好于较晚治疗者,对于发病1~3天的患者溶栓效果最佳。溶栓治疗深静脉血栓由于能加速血栓的溶解,特别是2周内发生的血栓,恢复正常的血液循环,消除静脉血高压的危害,减少静脉瓣膜的损害,甚至可完全恢复下肢静脉的功能。如果血栓发生2周后则必须联用抗凝疗法方可有一定疗效。

溶栓治疗多采用尿激酶,欧美一般采用每千克体重4 400 U的冲击疗法,联合应用肝素治疗;日本多采用小剂量尿激酶进行治疗。我国的尿激酶用量不一,我们在实际应用中根据病情和患者体重,采用每日25万~75万U的尿激酶,连续静脉给药2周,同时或随后结合抗凝治疗,效果很好。也可在踝上结扎止血带,从足踝浅静脉加压推注尿激酶,每次10万~50万U,使溶栓药物从浅静脉通过交通支进入深静脉血栓部位,达到溶栓效果,一般1~2天即可见效。但要注意,首剂试用小剂量,无不良反应再加大剂量,推注的时候生理盐水尽量少,一般在7~20 ml,推注速度尽量慢。溶栓治疗期间,要求患者绝对卧床休息,抬高患肢,避免按摩挤压患肢,防止栓子脱落致肺栓塞。

用于溶栓的类似药物还有链激酶、组织型纤溶酶原激活剂、单链尿激酶型纤溶酶原激活剂和重组型尿激酶原、乙酰化纤溶酶原链激酶激活剂复合物。

溶栓治疗的不良反应为出血,应定期检测血中纤维蛋白原的含量,一旦出血,可用 6-氨基己酸、维生素 K_1 或直接输入纤维蛋白原,或采用输血(或输血小板)的方法治疗。

下肢深静脉血栓形成的降黏疗法主要有哪些药物

降黏疗法是应用药物降低血液中的纤维蛋白含量,改善红细胞变形和聚集性,改善血浆和血细胞比例,从而降低血黏的方法。应用药物改善红细胞变形性和聚集性也是防治下肢深静脉血栓形成的重要方法。

临床主要应用蝮蛇抗栓酶:蝮蛇抗栓酶 1.0~2.0 U,加入生理盐水(或 5%葡萄糖溶液)500 ml,静脉滴注,每日 1 次,15 次为 1 个疗程。休息 7 天,进行下一疗程。用前须做皮肤过敏试验。此药具有降低血浆纤维蛋白原含量、抗凝、抗血栓、抗血小板聚集等作用,并能很好地改善微循环和血液流变性。适用于深静脉血栓形成各阶段高纤维蛋白原者。

其他常用药物还有东菱克栓酶、消栓灵、安克洛酶、去栓酶、

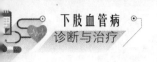

蝮蛇抗栓酶、低分子右旋糖酐、曲克芦丁等。

 哪些中药制剂可用于下肢深静脉血栓形成的降黏疗法

可用于下肢深静脉血栓形成降黏疗法的中药制剂主要有以下几种。

(1) 丹参注射液:20～30 ml 加入 500 ml 0.9％生理盐水中静脉滴注,每日 1 次,15 次为 1 个疗程。休息 5～7 天后,进行下一疗程。

(2) 脉络宁注射液:20～30 ml 加入 500 ml 0.9％生理盐水中静脉滴注,每日 1 次,15～20 天为 1 个疗程。休息 5～7 天后,进行下一疗程。

可用于下肢深静脉血栓形成降黏疗法的中药制剂还有:川芎嗪注射液、葛根素注射液、爱维治注射液、灯盏花注射液、刺五加注射液、清开灵注射液、血塞通注射液、四虫片、活血通脉片、脉血康胶囊、普恩复胶囊等。

常用的祛聚疗法有哪些药物

祛聚疗法是应用血小板抑制剂,抗血小板聚集,防止血栓形成。祛聚药物有低分子右旋糖酐、阿司匹林,还有丹参等具有活血化瘀功效的中药,在下肢深静脉血栓形成的治疗中,常作为辅助治疗。低分子右旋糖酐具有扩大血容量的作用,可以稀释血液、降低血黏度,又能防止血小板聚集,故能协助其他疗法而取得疗效。使用剂量为 500 ml,每日 1～2 次,静脉滴注,应用 7～14 天。阿司匹林可以抑制血小板聚集,减少血栓的形成。根据病情及患者体重,每次 50～300 mg 口服,每日 1 次。

常用的类似药物还有:双氢吡啶氨醇、前列地尔、磺吡酮、塞氯匹啶、银杏天宝、小檗碱等。

下肢深静脉血栓形成的抗凝疗法应如何进行

抗凝疗法是处理下肢深静脉血栓形成的重要方法,抗凝虽然不能溶解已经形成的血栓,但可以通过适当延长凝血时间来预防血栓的滋长、繁衍和再发,有利于促进早期血栓的自体溶解。抗凝治疗的药物主要有注射和口服两大类。

(1) 注射药有肝素(包括低分子量肝素),用量均按每千克体重计算。肝素可静脉或皮下注射。使用治疗时,应检测活化部分凝血活酶时间(APTT),目标使 APTT 达到正常对照的 1.5倍。治疗时一旦出血应采用鱼精蛋白中和。

低分子量肝素比普通肝素生物利用度高,维持时间久,抗凝效果好,出血并发症少,用药中无须调整剂量和实验室检测。使用一般为每日 2 次皮下注射,也可将 1 日药量合为 1 次注射,疗效相似,出血并发症无明显增多。

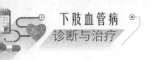
（2）口服抗凝药一般为静脉给药治疗后的维持用药，但因口服要几天后才能起到抗凝作用，所以应该与静脉给药联合应用3～5天。口服抗凝药主要有华法林、双香豆素乙酯等，使用时应监测凝血酶原时间（PT），一般要求监测2～3天。一旦出血，可用维生素 K_1 治疗。

目前，还有应用肝素超声雾化吸入治疗，将药物储存于肺巨噬细胞内，然后缓慢释放入血液，既可以发挥抗凝作用，又防止出血并发症。

药物动脉注射疗法能用于治疗下肢深静脉血栓形成吗

对下肢深静脉血栓形成的患者，尤其是起病2周后的患者，静脉应用溶栓、抗凝药物效果不佳。国内有学者进一步探讨经股动脉穿刺注射尿激酶溶栓治疗同侧下肢深静脉血栓形成的疗效，临床研究结果显示经动脉溶栓有效率达87%，明显高于经静脉给药溶栓的40%。推测其机制为药物经股动脉系统达微循环后反流回深静脉血栓部位直接溶栓、抗凝，并促进侧支循环建立，较静脉途径用药局部药物浓度高，用药越早，治愈率越高。动脉注射还可以避免因手术或其他血管内介入疗法治疗引起静脉血管局部瘢痕处再次形成血栓的不良反应。实验和临床证实下肢深静脉血栓形成动脉注射给药引发的出血等全身不良反应少，是一种安全可行、经济、疗效迅速的方法，值得临床推广。

下肢深静脉血栓形成的药物 穴位注射疗法如何应用

下肢深静脉血栓形成的穴位注射取穴足三里、三阴交、阿是穴,酌加地机、丰隆、阴陵泉等,取丹参注射液 2~4 ml,每次 1 穴,每日 1 次。各穴位轮流注射,应待针头扎入"得气"后,即针头有如鱼咬钩感,或患者有酸胀感后,注入药物,20~30 次为 1 个疗程。亦可用当归注射液,但临床应用较少。疼痛难忍时,可于阿是穴注射山莨菪碱(6-542)注射液止痛。

亦有用维生素 B_1 进行穴位注射,取穴足三里、三阴交,每次取维生素 B_1 100 mg,每日 1 次,各穴位更替使用,30 次为 1 个疗程。

下肢深静脉血栓形成的辅助治疗有哪些

1. 中成药

用来扩张周围血管,促进侧支循环建立,改善血液流变学和微循环,还有抗凝、抗栓和促纤溶等作用。在疾病早期,须促进血栓消融、血管再通,30 天为 1 个疗程。常用药物如下。

(1) 消栓通脉合剂:口服,每日 3 次,每次 30 ml。

(2) 脉络通冲剂:开水冲服,每日 3 次,每次 20 g。

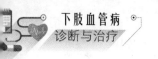

后遗症期,须促进血液循环,改善局部营养状况。常用药物有:抗栓通络丸,口服,每日2～3次,每次9g。具有化瘀消痰、软坚散结、清热利湿、补益脾肾等作用。

2. 合成及生物制剂

在血栓形成早期常用的药物如下。

(1)脉血康胶囊:以日本水蛭为原料生产,富含水蛭素、玻璃酸酶、抗血栓素等。口服,每日3次,每次2～4粒,4周为1个疗程,1～2个疗程为佳。具有祛瘀散结、抗血栓形成等作用。出血倾向者慎用,孕妇禁用。

(2)普恩复胶囊:是从蚯蚓中提取的一种可溶解血栓的酶(蚓激酶)。口服,每日3次,每次2粒,饭前半小时空腹服用,4周为1个疗程,可连服2～3个疗程。不良反应轻,但有出血倾向者慎用。

血栓形成中、后期常用的药物有:福尔平(肿消净),主要由曲克芦丁和香豆素组成,是治疗高蛋白水肿的一种新型复方制剂。口服,每日3次,每次1～2片,可连续服用2～4个月。不良反应轻,偶有过敏现象。

3. 抗生素

本病一般不用抗生素,但若血栓形成于位置较高的髂静脉,病变范围广,伴有淋巴回流障碍,患者有体温升高、红细胞沉降率(血沉)加快、白细胞增高等临床表现时,应常规使用有效抗生素治疗。此外,需手术治疗者,围手术期应常规使用抗生素。

4. 激素

下肢深静脉血栓形成急性期,血管壁炎症明显者,沿深静脉走行区有疼痛、压痛,体温升高,红细胞沉降率(血沉)增快等表现时,可酌情使用激素。一般选用地塞米松 5 mg,静滴,每日1 次;或口服泼尼松,每日 3 次,每次 10 mg,连用 3～5 天后逐渐减量。

下肢深静脉血栓形成的其他治疗有哪些

(1) 使用弹力袜或弹力绷带:下肢深静脉血栓形成急性期应卧床休息,患肢抬高。高于心脏水平 20～30 cm,膝关节微屈状态。急性期过后开始下床活动,每日晨起前应穿弹力袜或绑扎弹力绷带,以增加静脉回流,防止下肢水肿加重。弹力绷带应从足趾后开始,向上均匀缠绕至大腿。若小腿腓肠肌静脉丛血栓形成,仅缠绕小腿即可。使用弹力袜至少 1～2 个月,若整个下肢水肿,应使用 3 个月以上,然后间断使用直至去除。下肢深静脉血栓形成后期,引起浅静脉曲张、瘀滞性皮炎、慢性溃疡等时,应坚持使用弹力袜或弹力绷带。

(2) 正负压治疗:是一种血管运动疗法,利用正负压力的周期性交替变化,使外周血管被动产生机械性收缩与舒张,促进血液、淋巴液向心性回流,驱走局部有害的组织代谢物,减轻血管壁的损伤,改善循环,促进水肿消退。有肿瘤、严重心脑血管疾病、血液病及出血倾向、传染病,以及下肢深静脉血栓形成急性期者禁止使用。

(3) 刺络放血:取穴委中、承山、八风。

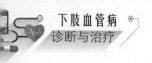
（4）火针：点刺足面及胫部肿胀处，将喷出的组织液用消毒纱布吸去，隔日1次，温化逐水，配合中药内服。用以治疗素有高血压、冠心病、糖尿病、肺源性心脏病等慢性病，血黏度较高，又复感寒邪引起的下肢深静脉血栓形成的患者，效果卓著，有研究称平均5日即可胀痛皆消且能下地行走。

（5）支持疗法：对于年老体弱、久病不愈者，可予静脉输液，给予大剂量维生素 B_1、维生素 B_6、维生素 C 等。不能进食者，应注意纠正水、电解质的平衡紊乱。使用利尿剂者，应防止严重脱水，以免使血液黏度增加。对于衰竭患者，使用能量合剂等。均有利于增强机体的抗病能力，促进疾病痊愈。

（6）并发症的治疗：在下肢深静脉血栓形成早期，应高度警惕可能发生的肺栓塞，该并发症有较高的病死率。如患者出现呼吸困难、剧烈胸痛、咳嗽、咯血等，应尽快告知医生，积极治疗。应用大剂量抗凝、溶栓药物，可以改善预后，对呼吸、心跳骤停者，应立即进行复苏抢救。

（7）其他：合并高血压者，应积极控制血压，以免发生脑血管意外；患有糖尿病者，空腹血糖应控制在 6～8 mmol/L 范围内；肝肾功能不良者，应积极治疗。均有助于降低纤维蛋白原，降低血黏度，加速血栓的溶解、机化再通，减少复发。

下肢深静脉血栓形成的中医外治法有哪些

（1）急性期用冰硝散（冰片 1 g，芒硝 500 g）局部外敷，其中芒硝具有清热利湿、软坚消肿止痛作用,使肢体郁阻水液由皮肤外泄,以利于浅静脉扩张,肿胀消退,降低血管阻力,促进静脉回流;冰片清热止痛散郁热,芳香开腠,促进皮肤毛孔对药物的吸收及水分的外渗,两者起协同作用。芒硝、冰片由人工压碎,形如米粒状,搅匀,装入 50 cm×40 cm 中间缝成每 8 cm 距离的筒心状(固定药物)双层白色棉布袋内,均匀摊平,布袋左右两边各缝 3 条固定布带,外束于患肢股中段,或小腿中段,外层加包防水塑料薄膜避免水分外漏及药物过度挥发。2~3 小时有水分渗出时,可取下布袋,将药物滤出,晾干,布袋用手揉软以备重复使用。一般 2 天后更换药物 1 次,外敷 5~10 天,无水分外渗时为止。急性期患者限制活动,24 小时外敷,可备 2 只药袋交替使用。

(2) 急性期过后用红花散,将红花、丹参、延胡索、川芎、冰片等用粉碎机粉碎如米粒状,冰片压碎,加入红花搅匀,外敷,使用方法同前。6 天更换药物 1 次,此药干燥,外敷方便,不影响活动,外敷 30 天为 1 个疗程。或外敷茅菇膏、外涂丹参酊,促进慢性瘀血炎症消散吸收。

(3) 中药熏洗疗法也可以通过药物作用、水的温热效应等,达到调和气血、平衡阴阳、疏通经脉、透达腠理、祛邪和中、温经散寒、祛风除湿、清热解毒、消肿散结、通络止痛等作用,治疗静脉瘀积性疾病常可获殊效。足部是运行气血、联系脏腑、沟通内外上下经络的重要起止部位,足三阳与足三阴经均交接于此,足部有内脏及全身反射区,且小腿的角质层较薄,血管、神经、肌肉丰富,更利于药物透皮吸收。且药物不经胃肠破坏,直接通过透皮吸收进入血液,故较之内服药有见效快、舒适、不增加肝肾负

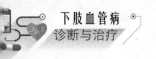
担等优点。治疗下肢深静脉血栓形成的具体外用方如下。

（1）苏木、川椒、乳香、没药、透骨草、延胡索各 15 g,温经活血、祛湿通络,用于急性期过后可下床活动时。

（2）黄芪 30 g,桂枝 15 g,当归 20 g,附子 10 g,干姜 12 g,川芎 12 g,海桐皮 20 g,络石藤 20 g,增加了益气养血温通的功效,多用于疾病中后期。

诸药煎汤先熏后洗患肢,每日 2 次,每次 30 分钟。

此外,中药煎煮后的药渣可装入纱布袋内,温熨患侧腹股沟处,也有一定疗效。需注意的是,急性期时应用外治要慎重,避免挤压患肢,预防发生肺栓塞。外治药物须辨证选用。熏洗时,药液温度要适宜,若温度较高,可能加重病情。熏洗时,若皮肤发生瘙痒、红色丘疹,或肢体肿胀加重,应立即停药,并予抗过敏治疗。

下肢深静脉血栓形成后遗症期疮面如何处理

有部分患者在下肢深静脉血栓形成慢性期血栓部分再通后,造成不完全回流障碍,再加上静脉瓣膜纤维化后静脉逆流,引起远端静脉高压和瘀血等体征,导致足靴区缺血缺氧,最终形成小腿慢性溃疡,疮面经久不愈,甚至发生溃疡。局部处理的原则和方法如下。

（1）纠正血流动力学异常:局部换药处理的同时,必须结合解决血栓阻塞所引起的血液回流障碍,以及再通后由于瓣膜和管壁均遭损坏而造成的血液倒流、静脉瘀血、高压等状态。目前临床上主要是以静脉转流术解决下肢深静脉血栓形成的血液回流障碍,其中主要为大隐静脉交叉转流术和大隐静脉原位转流术,尚有溃疡周围缝合术等。此外,亦须穿弹力袜,抬高患肢,避免久站久坐。

(2)纠正影响溃疡愈合的其他因素:全身性因素如蛋白质、维生素的缺乏等;局部因素如局部溃疡的感染,坏死筋膜存在,溃疡周围大量痂皮的压迫等。

(3)重视局部用药:现代医学已认识到许多细胞生长因子参与溃疡愈合的不同时期,即炎症期、增生期、成熟期,某些细胞因子已试用于临床,如重组牛碱性成纤维细胞生长因子(贝复济)、重组人酸性成纤维细胞生长因子(艾夫吉夫),但对外源性细胞生长因子的应用价值还存在争议。

中医学关于"臁疮"的治疗历史悠久,经验丰富,特别在疮面用药方面总结出独特治疗规律,如"煨脓长肉""祛腐生肌""肌平肉长""瘀去肌生"等,对静脉性溃疡的换药处理是可贵的借鉴。有关的药物及剂型多种多样,应在医生指导下辨证选择外用药物。

下肢深静脉血栓形成急性期手术治疗如何进行

(1)主要是取栓手术。目的是祛除血栓,迅速恢复静脉血液回流,缓解临床症状、体征,保护静脉瓣膜功能,减少静脉血

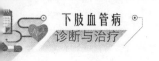
栓形成后遗症的发生。手术前应经过多普勒超声或静脉造影证实,血栓局限在髂股静脉或腘静脉。血栓形成 48 小时内取栓效果最好,此时血栓松软,与静脉管壁无粘连,72 小时后手术成功率逐渐降低,最晚不超过 2 周,因为 15 天后血栓已经机化,若强行取栓,会加重静脉壁的损伤。严重的股青肿应尽早手术。

(2) 如果髂股静脉血栓形成,一般采用在 X 线指引下行导管溶栓术。选择合适的导管插入相应的静脉(大小隐静脉的分支),将导管的顶端送入血栓内并留置,向血栓直接注入溶栓药物,可减少药物使用量,并降低因溶栓导致的出血率。

目前早期病例导管可直接进入下腔静脉的仅有 10% ～33%,即单纯导管取栓成功率为 30% 左右。对髂总静脉进入下腔静脉有明显狭窄或闭塞者,只有通过超声导管打通进入下腔静脉,用球囊导管扩张以解除病变段的压迫和管腔狭窄;对于由纤维束或动脉压迫、腔内陈旧性血栓机化组织等因素造成的弹性回缩,以支架植入血管成形,临床上可获得满意疗效。因此,一旦诊断明确,条件许可,可放宽指征,尽早手术,可能维持下肢静脉的正常功能,减少血栓后遗症发生。

(3) 如果小型肺栓塞反复发作,或下肢深静脉血栓形成已经扩展到下腔静脉并发肺栓塞,或当患者溶栓抗凝治疗禁忌使用或者无效时,应当行下腔静脉滤器植入术,防止脱落的血栓回流至肺动脉引起肺动脉栓塞。该手术有腔静脉或邻近脏器穿破、腔静脉周围和后腹膜出血,以及滤器移动等并发症。

下肢深静脉血栓形成慢性恢复期如何手术治疗 ⊃——

下肢深静脉血栓慢性恢复期,患者病情逐渐趋于稳定,下肢深静脉血管部分恢复通畅,但随之而来的问题是继发性的深静脉瓣膜功能障碍,导致下肢浅表静脉曲张。患者主要表现为下肢肿胀、静脉迂曲成团、局部皮肤变黑、出现溃疡等。因此,手术治疗的目的是人工重建一条静脉回流通道,以帮助静脉血液回流,减轻下肢深静脉压力。主要有 3 种手术方法。

(1)大隐静脉转流术:适用于局限性髂股静脉血栓形成,阻塞静脉部分的再通,大隐静脉无阻塞而侧支循环建立不良者。该手术需游离对侧大隐静脉,测定长度后结扎分支,切断大隐静脉,远端结扎,近端注入肝素盐水备用,在耻骨联合上方作一皮下隧道,将对侧大隐静脉通过隧道与患肢股静脉或大隐静脉吻合。

(2)原位大隐静脉移植术:适用于下肢深静脉血栓形成,股浅静脉局限性闭塞,大隐静脉和腘静脉畅通者。该手术在患肢膝关节后侧作"S"状切口,游离足够长的大隐静脉和腘静脉,切断大隐静脉,远端结扎,近端与腘静脉下段吻合。

(3)大网膜移植术:适用于不适合上述两种手术的下肢深静脉血栓形成后的综合性患者。该手术打开腹腔,游离大网膜,通过腹壁下隧道或腹股沟将大网膜移植于患肢的内侧,利用大网膜与患肢建立侧支循环,改善下肢静脉回流障碍。该手术需打

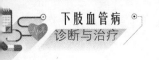
开腹腔,创伤较大,一般不予选用。

下肢深静脉血栓形成后遗症期如何手术治疗

下肢深静脉血栓急性期过后,进入慢性后遗症期。此期阻塞血管部分闭塞,血栓未完全溶化,吸附于静脉管壁,导致静脉壁和瓣膜损伤,下肢静脉血液倒流,患者出现下肢肿胀、酸痛不适、浅表静脉曲张等表现。因此,此期手术的目的是修复或重建损伤瓣膜,防止血液倒流,从而促进下肢静脉血液回流,减轻下肢静脉瘀血状态。主要有3种手术方法。

(1) 带瓣膜静脉段移植术:适用于下肢深静脉血栓形成后血管再通,静脉瓣膜破坏,瓣膜关闭不全,血液倒流者。该手术切取其他部位的一段带有1~2个瓣膜且经测试功能良好的静脉段2~4 cm,移植到切除了相应长度的患者股浅静脉上。

(2) 肌袢代瓣膜术:适用于下肢深静脉血栓形成后血管再通,静脉瓣膜破坏关闭不全,血液倒流造成小腿严重瘀血者。该手术在患肢腘窝部作"S"切口,将半腱肌切断后与股二头肌外侧头缝合,形成"U"形肌袢,当肌肉收缩时牵动肌袢,对股腘静脉产生机械性压迫,从而代替静脉瓣膜功能。

(3) 曲张浅静脉和交通支静脉结扎术:适用于下肢深静脉血栓形成后血管完全再通,继发浅静脉曲张和深浅静脉交通支静脉瓣膜功能不全,并引起瘀积性皮炎或瘀血性溃疡者。该手术分段切除曲张浅静脉,结扎交通支静脉,特别是小腿下 1/3 和踝部的深浅静脉交通支,改善疮面局部血液循环,达到修复溃疡的目的。

下肢淋巴水肿的一般治疗有哪些

下肢淋巴水肿是因淋巴回流障碍,大量淋巴液在局部皮下组织聚集,从而引起下肢肿胀、硬化,皮肤增厚、粗糙,坚如象皮的疾病,俗称"象皮腿"。其水肿特点是按之凹陷不起,从而有别于一般静脉回流障碍性水肿。下肢淋巴水肿的治疗包括保守疗法和手术疗法。

(1) 保守治疗即非手术治疗,需要患者配合医生进行自我保健和运动。

● 应尽可能抬高患肢,睡觉时可于脚下垫一枕头。平时休息时可自下而上进行下肢按摩,或仰卧做蹬车运动。步行时应穿弹力袜或绑扎弹力绷带,促进淋巴液回流,减轻下肢肿胀。注意保护下肢,避免外伤和感染。饮食方面应尽量减少盐分的摄入,适当控制饮水。

● 可用特制治疗仪行烘绑治疗。其原理是利用持续的加热,使患者皮肤血管扩张,大量出汗,并从肢体远端到近端定时有节律地施加压力,促进组织间积液的回流,起到消肿的作用。

● 亦可使用中药芒硝外敷,将适量芒硝装入特制的布袋中,将布袋紧贴于患肢皮肤处绑扎,可将皮肤中水分吸入芒硝中,从

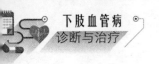

而起到较好的消肿作用。

● 必要时可在医生指导下适当服用利尿剂，如螺内酯、呋塞米，但应预防电解质紊乱。如并发感染，需应用抗生素有效控制感染。

(2) 手术治疗包括淋巴管或淋巴结静脉吻合术、带蒂网膜移植术、病变部分切除植皮术等，但手术方法不能根治淋巴水肿，且有一定创伤和复发可能，一般不推荐使用。

中医治疗下肢水肿有哪些方法

中医治疗下肢水肿主要以内服汤药和外敷中药为主，两者结合效果更佳。

内服汤药首先需要通过望、闻、问、切四诊辨别证型，或为阳虚寒湿，或为湿热下注，或为瘀血阻络，其证型不一，表现各异。一般来说，老年患者由于脏腑功能衰退，导致脾肾阳虚，水液输布功能失调，其下肢水肿主要以阳虚为主，临床主要表现为下肢水肿、小便不利或小便清长、畏寒怕冷、大便溏薄或便秘，舌淡胖、有齿痕、苔水滑，脉沉细弱。湿热下注表现为患肢潮红、紫红、肿胀、疼痛，肢端溃疡或坏疽，有轻度炎症表现，舌质红、苔黄厚或黄腻，脉滑数。瘀血阻络主要表现为局部刺痛，面色黧黑，大便色黑，舌质紫黯或有瘀斑，脉细涩。须辨证开方，再辨病治疗，辅以"开鬼门、洁净腑"也就是发汗、利尿的方法，以达到排除水液、消除下肢水肿的目的。

外敷中药则主要用于顽固性的下肢水肿,可以使用单味中药外敷,如使用毛巾裹敷芒硝,贴敷于水肿处,可以达到透皮吸收水分的作用,尤其用于淋巴管阻塞导致的水肿效果良好,也可以联合使用多味中药。常用中药有川牛膝、透骨草、红花、苏木、当归、桂枝、芒硝、大黄等,或打粉外敷,或煎汤熏洗,以达到消肿散瘀的目的。

中医外治法如何治疗下肢淋巴水肿

中药外治法治疗下肢淋巴水肿效果好、使用方便,可有效消除下肢肿胀。其中最简单的方法是芒硝外敷,将适量芒硝封入布袋中,敷裹于局部患处,可从皮肤组织中渗出水分,减轻水肿。此外,中药煎汤熏洗也是常用的外治方法,适用于淋巴水肿各证型的患者。可选用活血通络、祛湿利水的中药,如桂枝、鸡血藤、金银花、苏木、红花、透骨草、千年健、乳香、没药、干姜、花椒、大黄、苍术、白术等。将上药装入布口袋内,缝制好,用水 2 000 ml兑入少量黄酒煎汤,煎好后,以热气熏蒸患处,待药液温度适宜时,再淋洗或泡洗患处,或将药袋置于患处热敷,可起到活血通络、清热消肿的作用,10 次为 1 个疗程,一般 3 个疗程可见效。

如下肢淋巴水肿时,下肢不慎碰伤或脚癣继发感染,表现为下肢红肿、皮温升高、疼痛剧烈,并伴有寒战、发热等全身症状时,可使用清热消肿、和营活血之中药(如金黄散、玉露散等),用清水或金银花露等调成糊状,厚敷于局部患处,每日 2～3 次,可

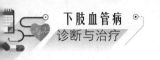
起到消炎止痛、清热消肿的作用,见效迅速,疗效可靠。

下肢淋巴水肿的手术治疗方法有哪些

下肢淋巴水肿病因复杂,常见于丹毒反复发作或各种癌症根治术后,局部淋巴管损伤,淋巴回流障碍,聚集于皮下形成水肿。手术治疗淋巴水肿并不能根除病因,只能缓解症状,且属于有创治疗,一般不建议采用。

约15%的淋巴水肿患者保守治疗效果差,下肢肿胀明显,严重影响日常生活与美观,可考虑行手术治疗,有以下几种手术方法可供选择。

(1)淋巴管静脉吻合术:该手术在患者患肢远端或阻塞部位以下做淋巴管静脉吻合术,重新建立淋巴液回流的通路,通过淋巴管与静脉间的"短路"使潴留的淋巴液直接进入血液循环,消除水肿。但对由于长期淋巴水肿所引起的局部病理改变,如皮下纤维结缔组织增生、淋巴管扩张、瓣膜失效等,则难以解决。因此,这种手术只适用于轻度淋巴水肿伴有反复炎症发作的患者,或者中度淋巴水肿皮肤松软者,对于严重象皮腿,皮肤增厚、硬化,皮下纤维结缔组织增生明显者不可应用。

(2)网膜移植术:该手术需开腹,由胃部一侧游离大网膜至胃的另一侧,形成带完整血运的长蒂,穿出腹腔,经腹股沟韧带后方与髂血管前方到达腿部,然后在大腿部作纵行斜切口,剥离切除水肿的结缔组织、脂肪及筋膜,将网膜展开覆盖于腿前面的肌肉之上,周围用可吸收的细线缝合固定。此术式创伤大、出血多,优点在于能增加淋巴回流通路,手术效果好。

(3)病变组织切除植皮术:该手术将患肢病变皮肤、皮下组织,连同深筋膜一起完全切除,疮面彻底止血后,再取健康自体皮肤或从患肢切下的标本上取皮来覆盖疮面。该手术虽然疮面大,手术留有瘢痕,但术后肢体明显变细,患者满意度高。主要适用于严重象皮腿,患肢明显增粗,周径超过健侧10 cm以上,皮肤角化粗糙,用其他疗法无效者。

(4)皮肤成形术:该手术在患肢的一侧做纵行长切口,向切口的前后潜行剥离,直达前后方的中线。将切口内的皮下组织与深筋膜一并切除,裸露正常肌肉组织。将皮肤修薄,沿切口后方皮瓣边缘,在宽3~5 cm范围内,削除其表皮,并缝至肌肉间隙血管附近。然后剪除切口前方皮瓣多余部分,缝合伤口。创口内放置负压引流管。完全愈合几个月后,再行第二期手术。由于皮瓣埋入到深部肌肉间隙,打断了深筋膜的阻隔,促使深、浅淋巴交通,改善了淋巴回流,同时因行部分病变组织切除,肢体得以缩小,故疗效优于单纯切除术。

丹毒的中医治疗方法有哪些

中医治疗丹毒有悠久的历史,通过外敷清热解毒、消肿和营中药,结合口服汤药治疗,疗效好、疗程短、痛苦少。外敷的中草药简称箍围药,目前使用最多的是金黄散和玉露散。将箍围药

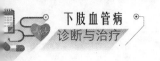

以水或其他溶液(如金银花露或鲜丝瓜汁)调匀,均匀涂布于纱布上,贴敷于局部患处,可起到消肿、减痛的作用。箍围药治疗丹毒应注意以下几点。

(1) 有些部位在敷药后可能污染衣物或容易脱落,应用纱布或胶布包扎固定。

(2) 箍围药敷后因水分挥发容易干燥,应频繁使用液体湿润,以免药物剥落或干结黏着于皮肤上。

(3) 早期急性炎症较重,如使炎症浸润消散吸收,敷药宜厚、宜广,应敷满整片炎症病变部位,一直到炎症边缘的正常皮肤。或用鲜荷叶、鲜蒲公英、鲜地丁全草、鲜马齿苋等捣烂湿敷。

此外,也可使用砭镰法治疗,予局部患处用七星针或三棱针点刺皮肤,使局部点状出血,以达到放血泄毒的目的。砭镰法只适用于下肢丹毒,对于颜面部及幼儿丹毒禁用。

内服汤药以清热解毒、凉血化瘀为主。发于下肢者,须清热利湿为主,方用萆薢渗湿汤和五神汤加减,药用:萆薢 15 g,薏苡仁 30 g,黄柏 10 g,丹皮 10 g,泽泻 15 g,滑石 10 g,茯苓 30 g,金银花 15 g,车前子 15 g,紫花地丁 10 g 等加减。

箍围疗法用于丹毒的治疗机制是什么

箍围疗法是借助于箍围药的截毒、束毒、拔毒作用而起到清热消肿、散瘀定痛、温经化痰等治疗效果的一种敷贴方法。箍围疗法是中医最主要的外治法之一,其治疗丹毒历史悠久,疗效确切,见效迅速,流传至今。其作用机制主要有以下几个方面。

（1）箍围法使用的中草药本身具有抗感染、抑制炎症反应，改善局部血液循环、减轻炎症局部水肿的作用。箍围药直接接触皮肤，可使药物直接作用于皮肤或黏膜，易于吸收，能快速到达患处，充分发挥药物的治疗作用。

（2）使用的液体在挥发时可带走皮肤的热量，使皮肤温度下降，缓解患处的红肿疼痛等不适症状。

（3）箍围疗法中选择各种液状赋形剂调配，以增强其药效作用。常用的赋形剂有醋、酒、蜂蜜、葱汁、姜汁、麻油、各种新鲜草药汁等，不同赋形剂的赋形作用各异。以醋调敷，能增强其解毒祛瘀软坚等作用；以酒调敷，可促使药性散发，并增强其活血通络等作用；以金银花、蒲公英等汁调敷，取其清热解毒之性；以葱、姜、韭、蒜等汁调敷，取其辛通散邪之长等。治疗丹毒时，一般选用金银花、蒲公英、仙人掌、荷叶汁等调敷，可增强箍围药物的清热解毒之功。

治疗丹毒主要使用的是寒性中药，如金黄散（大黄、黄柏、姜黄、白芷各 25 g，南星、陈皮、苍术、厚朴、甘草各 10 g，天花粉 50 g。上药共研为细末，储瓶备用）、玉露散（芙蓉叶不拘多少，研为细末，随时调敷。也可酌加赤小豆、大黄、黄芩、黄柏、泽兰叶等）。两者均具有清热除湿、散瘀化痰、止痛消肿的作用。

为什么说丹毒用中西医结合治疗效果最好

丹毒，中西医称谓相同，西医认为是由链球菌感染引起的皮

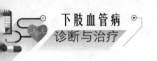

肤网状淋巴管及浅层疏松结缔组织的急性炎症。发病后局部色鲜红,状如涂丹,故中医称本病为丹毒。除了有局部的红、肿、热、痛外,起病时多伴有发热畏寒、头身疼痛等全身症状。

西医认为本病为感染性疾病,且链球菌感染占大多数,主张使用青霉素静脉注射抗感染,可有效缓解发热恶寒、头身疼痛等不适,但无局部用药,红、肿、热、痛等症状往往不能得到有效缓解。治疗后,部分患者局部症状反而加重,出现皮肤水疱、渗液等,导致病情迁延。一旦由急性丹毒转为慢性丹毒,则会出现下肢肿胀难消等后遗症。

中医治疗丹毒运用内服中药、外用箍围疗法等效果显著,可迅速有效地缓解局部红、肿、热、痛症状,如治疗及时,一般3天即可见效,达到肿胀消退、疼痛缓解的治疗目的。但单纯使用中药治疗,有时不能及时缓解患者的恶寒发热、头身疼痛等全身症状,给患者造成一定的痛苦。因此,中西医结合治疗丹毒,局部箍围联合静脉滴注抗生素,取长补短,优势互补,既可有效缓解局部红肿疼痛症状,又可尽早退热,减轻患者痛苦。

急性淋巴管炎的一般治疗方法是什么

急性淋巴管炎是指细菌从皮肤的破损处或化脓性感染灶进入淋巴管所引起的感染性疾病。急性淋巴管炎多数继发于手、足部的感染,如足癣感染、脓性指头炎、甲沟炎等,临床表现为手、足部伤口近侧出现一条或多条交叉红线,质硬且有压痛,可伴有局部淋巴结肿大和寒战、发热等全身症状。

急性淋巴管炎属于继发感染,因此,积极处理原发病灶,是预防和治疗本病的基本原则。如果原发病灶属于化脓性疾病,应及早切开引流排脓,以免加重感染。在感染后,患者应注意自我护理,包括抬高患肢,局部制动;保证足够的休息和睡眠;饮食宜清淡,避免吃辛辣刺激性食物;多饮开水,严重者可给予静脉输入葡萄糖及电解质,纠正电解质紊乱。发病初期可选用广谱抗生素治疗,然后根据局部病灶细菌培养及药敏试验结果有选择性地使用敏感抗生素。

此外,配合中药箍围治疗,金黄散、玉露散等水调后敷于患处,可起到消肿定痛、缓解局部红肿热痛的作用。也可内服有解毒消肿作用的中成药,如西黄丸、肿节风片等。

中医如何治疗急性淋巴管炎

急性淋巴管炎多发生于四肢,因可见一条或数条红丝,迅速由四肢远端向躯干走窜,故中医称为"红丝疔"。本病多因四肢远端破溃,外伤染毒,火毒走注经络所致。《外科正宗》认为"红丝疔起于手掌节间,初起形似小疮,渐发红丝上攻手膊,令人多作寒热,甚则恶心呕吐"。肌肤生疮、火毒凝滞是其病因,走注经络、气血凝滞为其病机。治宜清热解毒,佐以活血散瘀。可与五味消毒饮加减治疗,药用:金银花 15 g,紫花地丁 15 g,天葵子

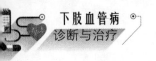
10 g,蒲公英 30 g,当归 15 g,赤芍 15 g,牛膝 10 g。

中医外治包括切开引流、箍围法、针刺法、挑刺法、点刺与艾灸法等。

(1) 切开引流:寻找原发病灶,有化脓性感染者,如已成脓,尽早切开排脓,以减少淋巴管炎的感染源。

(2) 箍围法:金黄散、玉露散等水调外敷。

(3) 针刺法:局部常规消毒,使用 1 寸毫针,先于红线顶端刺一针(针尖偏下方),然后沿红线正中每隔 2 寸向下刺 1 针,直到病灶。一般进针深度为 0.5~1 寸,留针 30 分钟,间隔5~10分钟捻转 1 次,增强针感。

(4) 挑刺疗法:无论轻重皆可使用。患部常规消毒,先以三棱针或粗毫针,于红丝尽处刺之,微令出血;继沿红丝行走路径,寸寸挑断,微令出血,泄其毒气,然后外敷金黄散。

(5) 点刺与艾灸法:沿红丝终点用三棱针点刺出血,再用艾炷在点刺处隔蒜灸之,同时在疔疮上隔蒜施灸后消毒包扎,每处灸 3~5 壮,以皮肤潮红为度。颜面及大血管部禁用此法治疗。

变应性血管炎中医如何辨证论治

变应性血管炎根据其局部皮损表现及全身症状不同,可分为以下 3 种证型。

(1) 湿热蕴结证:表现为小腿、足踝等部位出血、局部发绀,形成水疱、破溃、滋水,自觉瘙痒或烧灼样疼痛,发热,食欲差,大便干结或不通,小便色黄疼痛,舌质红、苔黄腻,脉滑数。

(2)气滞血瘀证:表现为皮肤损害,开始时皮肤瘀斑、发绀,可有高出皮肤的皮疹或血疱,逐渐变大、破溃、坏死,局部针刺样疼痛,可伴有腹痛、肌肉关节疼痛。舌质紫暗、苔白,脉涩。症状反复发作,可持续数年不愈。

(3)气血俱虚证:得病数年乃至数十年,反复发作,通常破溃处难以愈合,疮面肉芽紫暗,生长缓慢,疼痛不明显,伴有乏力、低热、食欲不振、饭量减少,舌淡胖、边有齿痕,苔白,脉沉细。

治疗变应性血管炎有哪些经验方

根据不同证型,分别有不同的经验方药。

(1)湿热蕴结证:茵陈赤小豆汤加减。药用:茵陈30 g,赤小豆30 g,生薏苡仁30 g,苍术15 g,苦参10 g,泽泻10 g,木通6 g,川牛膝15 g,丹皮10 g,赤芍10 g。加减:水疱、糜烂、渗液较多者加黄柏10 g,冬瓜皮10 g;瘙痒剧烈者加白鲜皮10 g,防风10 g;下肢水肿明显者加车前子10 g,防己15 g;大便干结不通者加生大黄6 g。

(2)气滞血瘀证:活血通脉饮加减。药用:丹参20 g,赤芍12 g,土茯苓30 g,当归15 g,川芎10 g,鸡血藤30 g,川牛膝15 g,紫草10 g,泽兰12 g,路路通6 g。加减:局部刺痛明显者加延胡索10 g,乳香10 g,没药10 g,水蛭6 g;破溃、坏死明显者加蒲公

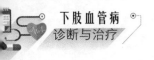
英 10 g,紫花地丁 10 g。

(3) 气血俱虚证:保元汤加减。生黄芪 30 g,党参 15 g,炙甘草 10 g,肉桂 6 g,当归 15 g,玄参 12 g,银花 12 g,炒白术 10 g,茯苓 30 g,生薏苡仁 30 g。

变应性血管炎可用哪些中医外治疗法

1. 敷贴法

(1) 如紫斑、瘀血、红斑、结节、水疱未破者,将紫金锭用米醋调成糊状,外敷于皮损处,每日 2 次;或用金黄膏外敷于红、肿、热、痛处,每日 2 次。

(2) 如果皮肤已经破溃,视其情况。如果脓腐较多、渗出较少者,可使用红油膏或拔毒生肌膏外敷,必要时可使用少量二宝丹或九一丹,提脓祛腐;如果脓腐不多,可使用三石散或白玉膏,收敛生肌。

(3) 如果属于气血俱虚,破溃已久,表现为疮面反复不愈、肉芽色淡瘀滞、生长缓慢,可使用生肌玉红膏或紫草油外敷,促进疮面生长。

2. 浸渍法

用荆芥、防风各 30 g,地肤子、蛇床子各 25 g,白蒺藜、蝉蜕、紫草各 15 g,枯矾 12 g,水浸泡后煎汤,趁热熏洗患处,每日 1 次。本法适用于皮肤破溃严重、坏死面积大、渗液较多、痒痛相兼者。

治疗变应性血管炎还可用哪些西药配合

（1）皮质类固醇激素：激素有非特异性抗炎、抗过敏及免疫抑制的作用，急性期可静脉滴注，病情控制后可改为口服，基本缓解后可逐渐减量，直至维持量，长期口服。使用激素时应注意预防其不良反应。

（2）抗生素：如果皮肤破溃，伴有局部感染，或出现发热等全身中毒症状，可视情况需要使用静脉或口服抗生素，如头孢类、红霉素类抗生素。一旦感染控制，则需立即停服。

（3）非甾体消炎药物：此类药物治标不治本，可有效缓解局部炎症以达到止痛的目的，还可发汗、退热，如阿司匹林、吲哚美辛等，但不能从根本上治疗血管炎。

（4）辅助疮面生长的药物：如维生素 E、维生素 C 等。

中医如何辨证论治结节性血管炎

结节性血管炎是指以淋巴细胞浸润为主的皮肤小血管的炎症，好发于成年人，表现为下肢反复发作皮肤小结节，肤色红，自觉轻微疼痛或有触痛。中医学称之为"瓜藤缠"，因其形似瓜藤缠绕屈曲而上命名。中医学认为本病虚实夹杂，本虚标实，根据不同的症状表现可分为以下证型。

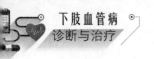

（1）湿热下注证：下肢结节多而小，色鲜红，疼痛明显，下肢沉重乏力，伴有肿胀。舌质红、苔黄腻，脉数。方用四妙勇安汤加减。

（2）寒湿阻络证：下肢结节大而硬，皮色基本正常，肤温不高，疼痛不显，反复发作，迁延难愈。舌质淡、苔白腻，脉滑。方用阳和汤加减。

（3）瘀血阻络证：结节少而硬，色紫暗，结节周围纤维增生，病情迁延难愈。舌质黯红有瘀斑，脉弦涩。方用桃红四物汤加减。

（4）虚热灼络证：病程长，后期结节难消，色红，按之热感。患者消瘦乏力，潮热盗汗，舌质红、苔少而干，脉细数。方用养阴活血汤加减。

结节性血管炎的外治疗法有哪些

1. 外敷药膏

经常使用的药膏有金黄膏、玉露膏等，外敷患处，每日 1～2 次，适用于湿热阻络证。或使用紫色消肿膏，外敷患处，每日 1～2 次，适用于寒湿阻络证。

2. 外涂药液

（1）红灵酒[全当归 60 g，红花 30 g，花椒 30 g，肉桂 60 g，樟脑 15 g，细辛 15 g，干姜 30 g，上诸药放入 75％乙醇（酒精）1 000 ml 中浸泡 7 天，备用]喷洒少量至患处，轻轻揉搓，每日 2 次。

（2）黄马酊（黄连、马钱子各 30 g，放入 75％乙醇 300 ml 中浸泡 3～5 天,密封备用)外涂患处,每日 3 次。

(3) 丹参酊(丹参、黄芩各 30 g。将上药放入 75％乙醇 300 ml内,浸泡 3～5 天,密封备用)外涂患处,每日 3 次。

结节性血管炎如何用针灸治疗

(1) 体针疗法

● 穴位:足三里、三阴交、承山、血海。

● 方法:初病用泻法,不留针;久病用补法,留针 30 分钟,每 1～2 日 1 次,10 次为 1 个疗程。

(2) 温针疗法

● 穴位:血海、丰隆。

● 方法:针刺得气后用平补平泻法,留针时在针柄放置艾绒一团(15 mm),点燃,任其烧尽。每日 1 次,10 次为 1 个疗程。

(3) 穴位注射疗法

● 穴位:血海、足三里、承山。

● 方法:应用当归注射液或丹参注射液,针刺得气后缓慢推注药液 1.5～2.0 ml,每 2 日 1 次,5 次为 1 个疗程。

结节性血管炎还有哪些其他疗法

治疗结节性血管炎还可与西药同时配合使用。

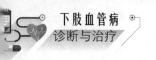
（1）皮质类固醇激素：激素有非特异性抗炎、抗过敏及免疫抑制的作用，急性期可静脉滴注，病情控制后可改为口服，病情缓解后可逐渐减量，直至维持量，长期口服。使用激素时应注意预防激素的不良反应。

（2）抗生素：炎症明显时可使用抗生素治疗，如青霉素、头孢菌素。如感染得到有效控制，则应及时停用。

（3）免疫抑制药物：如雷公藤片，每次 2 mg，每日 3 次。

下肢动脉栓塞的非手术治疗是什么

下肢动脉栓塞是指血栓脱落后，进入血液循环，当血栓恰好堵塞于与之口径相匹配的下肢动脉中，就会引起下肢动脉血流闭塞，导致远端组织供血不足，出现急性的下肢冷痛等症状。如不能及时治疗，则会发生下肢坏死。下肢动脉栓塞发病急骤，致残率及病死率高。因此，急性的闭塞性动脉栓塞，在条件允许的情况下，均应手术取栓治疗。

非手术疗法主要适用于小动脉栓塞，如下肢胫腓干远端动脉，通常有较好的侧支循环，有较长的缓冲时间，且因其位置低、影响范围小；或全身条件差，如心肺功能不全，不能耐受手术治疗；或就诊不及时，失去手术治疗时机，患肢已出现严重的不可逆坏死。

最主要的非手术疗法是溶栓治疗，即通过注射溶栓及抗凝药物，使栓子溶化或部分溶化。溶栓治疗有明确的时间窗，越早溶栓效果越好。常用的溶栓药物为尿激酶,给药途径有外周静脉注射、栓塞动脉近端穿刺注射等。在溶栓的基础上,应联合肝素抗凝治疗,可防止血栓进一步蔓延增大。此外,低分子右旋糖酐有扩充血容量和降低血黏度的作用,也有利于防止血栓增大。同时还可应用扩血管药物,有利于建立侧支循环,改善缺血状态。

下肢动脉栓塞的手术治疗如何进行

下肢动脉栓塞发病急骤,症状明显,先表现为下肢的冷痛、动脉搏动消失,如血栓不能得到及时处理,缺血时间过长可能导致下肢坏死。在下肢动脉栓塞6～8小时内,组织处于缺血但未坏死的阶段,一旦缺血状态改善,可有效逆转冷痛等症状,且6～8小时内血栓尚未与血管粘连,是手术取栓的最佳时间。

在条件允许的情况下,手术取栓是最佳的治疗方案。取栓术主要有2种。

(1) 经股动脉穿刺球囊导管取栓:此方法是近期兴起的新技术。通过股动脉穿刺,向股动脉内伸入导管探头,在X线的辅助下,到达血栓位置,取出血栓。此种手术属于微创手术,不需要切开皮肤、肌肉组织,不需要暴露病变血管,直接经皮穿刺即可,因此,可大大减少创伤并缩短手术时间,被广泛应用。此手术的缺点是患者需持续静脉滴入造影剂,对肾功能有一定影响,严重时可引发急性肾功能衰竭。

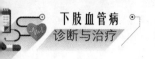
（2）动脉切开取栓术：此方法属于有创操作。切开皮肤、肌肉组织，暴露栓塞动脉，将动脉两端结扎，阻断两侧血流，切开动脉取出栓子。此手术的优点是可彻底暴露并直视病变部位，手术成功率高，治疗彻底；缺点是有创操作，患者痛苦大，术中出血量多，术后需长期卧床。

什么情况下股动脉栓塞要截肢治疗

股动脉栓塞是指血块或体内的异物成为栓子，随着血流停顿在股动脉中，造成血流障碍，从而导致下肢急性缺血。主要表现为下肢动脉搏动消失，发冷、疼痛，如发病后不及时就诊，且栓塞面积大、位置较高时，血管完全闭塞，下肢血供丧失，肢体将会自下而上发生坏死。

当下肢某一截面以下的皮肤发黑、溃破、肢体脱落时，表明肢体已有不可逆转的组织坏死，为防止进一步发生全身毒血症状，应根据肢体坏死范围，选择不同平面的截肢治疗。一般来讲，选择截肢的时机越早，肢体保留得越完整。初期只有脚趾及足背发黑坏死，一般选择踝关节上方平面截肢；如发黑坏死平面超过踝关节，一般选择膝关节上方平面截肢；如发黑坏死平面超过膝关节，一般选择股关节上方截肢。

下肢血管病的护理和康复

血栓闭塞性脉管炎患者治疗期间应注意什么

首先,血栓闭塞性脉管炎患者在治疗期间,其家属及朋友应注意对患者进行心理疏导。许多血栓闭塞性脉管炎患者由于长期剧烈疼痛和对致残的担心,往往表现为恐惧、紧张。这时作为患者周边的人应鼓励患者树立战胜疾病的信心,使其保持情绪稳定,解除顾虑,克服急躁情绪,以主动积极的心态去接受治疗。

其次,患者及其家属在治疗期间应当学会简单观察记录一些与疾病有关的体征变化,如患肢皮肤颜色、疼痛程度、温度、动脉搏动情况等,以便自身总结经验及就医时能够向医生提供更为详尽的资料。

再次,患者患病期间适当的功能锻炼也颇为重要。病情轻的患者应鼓励其早期下床活动,适当参加体育锻炼。不能下床者应经常进行肢体屈伸活动,以促进肢体侧支循环,防止关节挛缩和肌肉萎缩。

最后血栓闭塞性脉管炎患者在饮食上应多吃新鲜蔬菜、水果,少吃或不吃高脂肪、高热量饮食,宜食高蛋白食物,绝对戒烟。穿戴上要注意全身保暖,避免下肢受寒湿,宜穿松软保暖的鞋袜。

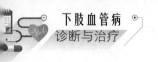

血栓闭塞性脉管炎患者如何保护患肢

血栓闭塞性脉管炎患者日常可常用温水清洗足部,再用清洁软毛巾拭干,保持清洁干燥。忌用冷水或过热水洗脚。由于寒冷会引起血管痉挛收缩,加重病情,故患者应注意患肢保暖。在冬季,可穿着软暖合适的长筒棉袜。日常的鞋袜必须舒适,大小合适,不可过紧过硬,以免足部受压,影响局部血液循环。

在日常生活工作中,患者应十分注意保护患肢,避免意外的碰伤、刺伤、划破、压伤、磨破等。如遇患肢破溃,应及时就医,不可自行处理,以避免疮面感染。患肢趾甲应当及时修剪,但不宜剪得过深,应齐平适宜,可用温水泡脚,待趾甲稍软后修剪。如遇皮肤干燥瘙痒可前往医院配外用药物涂抹,切忌搔抓。

如何护理Ⅲ期血栓闭塞性脉管炎患者

(1) 情志护理:患者因久病难愈,疼痛难忍,且有截趾(肢)的可能,常悲观失望或烦躁易怒,应经常安慰、鼓励患者,消除悲观、紧张心理,说明情志不畅对疾病的影响,鼓励患者树立战胜疾病的信心。

（2）饮食护理：应根据病情而定。高热、坏死严重者，应进流质及高蛋白饮食；脾胃功能良好者，应给予普通饮食。多食瘦肉、豆制品以及新鲜蔬菜，不宜食生冷、辛辣、刺激性食物，更不可饮酒、吸烟。

（3）病情观察：观察患趾（指）有无坏死、溃疡，脓腐颜色、气味，以及皮肤色泽、冷热变化和局部毛发干枯情况，观察患肢肌肉是否萎缩，血脉是否流通，并比较两侧肢体动脉搏动的情况。注意腹主动脉、髂动脉、股腘动脉及胫后动脉的搏动情况，警惕突发性高位广泛坏疽。若间歇性跛行突发症状加重，并出现肢体剧痛，皮色苍白、发凉时，应及时报告医生，遵医嘱采取紧急措施。

（4）疮面护理：换药时严格执行无菌操作规程，动作宜轻柔，仔细观察患肢（趾）坏死、溃疡及疮面大小、肉芽生长情况和周围皮肤色泽及肿胀情况。必要时遵医嘱做脓液培养。干性坏疽不宜用软膏外敷，可遵医嘱用75％乙醇（酒精）或苯扎溴铵（新洁尔灭）消毒后，再用干纱布敷料包扎，以保持疮面干燥。湿性坏疽疮口脓多及有坏死组织，可遵医嘱用抗生素溶液换药，并对疮面脓液进行细菌培养和药物敏感试验。干性坏疽及湿性坏疽处于感染阶段时禁用熏洗法。敷药厚薄需根据脓液多少而定，脓液分泌多时，药膏要厚；如疮面清洁，有上皮生长，药膏薄而均匀即可，以促使疮面愈合。血栓闭塞性脉管炎的疮口以清洁换药为主，避免使用有刺激性及腐蚀性的药物，也不宜用中药粉剂，以免形成药痂，阻碍肉芽生长、疮口收敛。

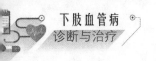
血栓闭塞性脉管炎患者如何食疗

　　血栓闭塞性脉管炎患者总体来说在饮食上应多吃新鲜蔬菜、水果,少吃或不吃高脂肪、高热量饮食,可适当食用高蛋白质食物,应绝对戒烟。对于局部没有明显红、肿、热、痛炎症表现,以患肢偏凉、皮色紫黯、持续性胀痛等血瘀表现为主的患者,可适当补充具有活血通络的食物,如鸡血、鸭血、山楂、桂枝、荔枝等。对于患肢局部红肿明显且伴有静脉炎的患者,可食具有清热解毒作用的食物,如绿豆、莴苣、藕、笋、菠菜、菊花、冬瓜、黄瓜、鸭蛋、墨鱼等。

　　俗话说,药补不如食补。以下具体介绍一些食物的功效,它们对于血栓闭塞性脉管炎患者有着各方面不同的益处。

　　● 桃仁:活血、行血、消散瘀血。

　　● 桂圆(龙眼):滋补强壮、安神补血,是补血益心的佳品。

　　● 山楂:止痛、活血、止血、化瘀。

　　● 红糖:益气、缓中,缓解疼痛,行血、活血。

　　● 糯米酒:活血行经、散结消肿。

　　● 银耳:清肺热、益脾胃,滋阴、生津、益气、活血、润肠。可治胃肠燥热、血管硬化。

　　● 赤小豆:除热毒,散恶血,消胀满,利小便。

　　● 鸭肉:入肺和肾经,有滋阴补肾之功。阴虚之人服后不燥,阳虚亦不见寒。鸭血能补血、解毒,可解血瘀、血热之作痛。

血栓闭塞性脉管炎患者如何做血管康复操

血栓闭塞性脉管炎患者进行血管康复锻炼应当视个人的身体和心理状况而制定。有效的康复训练能够减轻血管痉挛,促进患病局部的侧支循环,对预防、治疗此病有着较大的帮助。

患者首先应当加强一般功能锻炼。由于长期剧烈疼痛,患者通常采取屈膝、屈髋以缓解疼痛,长此以往,可造成患肢肌肉萎缩,关节僵硬。因此,患者应当每日进行或由他人帮助做膝、髋关节的伸屈、内收、外展、内旋、外旋等活动。每日 2～3 次,每次 10 分钟。由他人帮助锻炼的患者一定要坚持到能够自行主动锻炼为止。功能锻炼后坐起并将两肢垂于床边,足部向上、向下、向内、向外 3 分钟及平卧床上慢速屈膝蹬足 3 分钟。此后患者先平卧,而后抬高患肢 45°～60°,维持 2～3 分钟,然后坐起,双足下垂于床边,维持 4～5 分钟,再平卧,患肢平放于床上,休息 4～5 分钟。每日 3 次,患者可根据自身身体及病情恢复情况逐渐加大锻炼力度和次数。

血栓闭塞性脉管炎患者如何自我按摩穴位

中医学认为,血栓闭塞性脉管炎的发病机制主要是气滞血瘀、脉道不通。其临床症状主要表现为疼痛。患者如能在日常

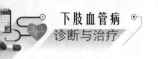
进行一些局部穴位的按摩可以达到一定的活血化瘀和通络止痛作用。建议按摩穴位由少到多,手法由轻到重,时间由短到长。

向大家推荐以下一组穴位:患者取适当体位,先揉滚患肢,继而点按委中(腘窝处),可清热活血;承山(小腿后面正中)、足三里(外膝眼下 3 寸),可通行气血;丰隆(小腿外侧中间)、阳陵泉(大腿、小腿腿弯处靠近小腿外侧上方突出骨尖的下方)、太冲(第一、第二趾骨的结合处)、解溪(足背与小腿交界凹陷处),可疏通经络,化瘀止痛。按摩穴位时以所按处有酸胀感为宜,按摩效果较好时可感到足趾微微发热。

此外,患者还可在每日睡前轻揉双侧耳郭 100 下。因为耳郭处有心、肝、肾、交感、肾上腺、三焦等相对应的耳穴,轻揉刺激耳穴亦可达到活血通络之功效。

闭塞性动脉硬化症患者可以运动锻炼吗

闭塞性动脉硬化症患者可根据自身病情及身体情况进行适当的运动锻炼,适度的锻炼能够在一定程度上改善患者患肢的局部血液循环。通常可采用慢走及床边运动。建议患者可在床上取仰卧位,抬高患肢 45°,1～2 分钟后坐起,垂足于床边 5 分钟,活动足和趾 10 次,然后再次仰卧,抬高患肢 45°,持续 2 分钟。患者可根据自身承受能力每日锻炼 2～4 次。

闭塞性动脉硬化症患者如何食疗

　　下肢动脉硬化闭塞症是全身动脉粥样硬化的局部表现。饮食与动脉粥样硬化闭塞有着密切联系。

　　流行病学研究也表明,居民的饮食组成不同可以影响该病的发病率。因此,饮食调养对于闭塞性动脉硬化症患者而言十分重要。首先,摄入的热量必须与消耗的热量相平衡,最好把这种平衡保持在标准体重范围内。如果超重,就不仅要减少热量摄入,还应该增强体力活动,加强热量消耗。其次,重点减少食物中动物脂肪和蛋白质,应当严格控制肉类食物。再次,应当少吃煎炸的食物,降低胆固醇的摄入量,相关食物例如蛋黄、水生贝壳类、动物内脏,因为其中含有大量的胆固醇和脂肪。此外,要不食或少食奶油、糖果和碳酸饮料。可以多吃蔬菜、水果,它们所富含的大量糖类(碳水化合物)可以向人体提供热量。尤其像蚕豆、豌豆、胡萝卜、绿叶蔬菜和新鲜水果如桃子、梨、苹果(最好带皮),以及黑面包、糙米等一些杂粮,都是闭塞性动脉硬化症患者适宜的食物。

　　下面再介绍一些闭塞性动脉硬化症的简单食疗方。

　　● 大蒜粥:粳米 100 g,紫皮大蒜 30 g。蒜去皮,置沸水中煮 1 分钟后捞出,将粳米入蒜水中煮成稀粥,再入蒜,同煮为粥。每日晚间食用。本方具有温阳活血化瘀之效,用于阳虚寒凝、瘀血阻络者,瘀热阻滞者慎用。

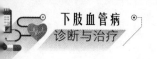
● 赤小豆粥:赤小豆适量,浸泡半日后,同粳米 100 g,煮粥。每日 1 次。

● 乌杞汤:首乌、枸杞、泽泻各 30 g。煎水至 300 ml,每日 1 剂,分 2 次服用。本方具有滋阴补肾之效,用于肾阴阳俱虚或肾阴不足者。

● 萝卜粥:新鲜萝卜 250 g,粳米 100 g。将萝卜切碎,与粳米同煮成粥。每日 1 次。

● 桃仁粥:桃仁 10 g,粳米 50~100 g。桃仁煮熟去皮尖,取汁和粳米同煮粥食。每日服 1 次。本方具有活血化瘀之效,用于瘀血阻络者。

● 三白粥:薤白 10~15 g,葱白 2 茎,白面粉 100~150 g。混匀后调入沸水中煮沸即成。分 2 次服。本方具有温补肾阳之效,用于肾阳不足者。瘀热阻滞者慎用。

闭塞性动脉硬化症患者如何护理患肢

1. 患肢的局部护理

(1) 患肢平放,限制活动,注意保暖。鞋袜以宽大、柔软、暖和为宜,切忌穿紧、硬的鞋,以免影响血液循环或擦伤皮肤。棉被不宜过重,要柔软,并在棉被内放置护架,避免患肢受压,影响血液循环而加重缺血及疼痛。

(2) 保持足趾的干燥,宜穿全棉纱袜及透气性较好的鞋子,忌穿胶鞋、塑料鞋等,以防因潮湿而产生脚癣感染,诱发坏疽。

（3）避免足部外伤,以防跌倒碰伤,促发患趾溃疡。

（4）使用熏洗疗法,对于中医辨证为寒凝证或血瘀证的患者,在未出现坏疽或溃疡坏疽已清除后可用。熏洗药液温度以患部感到舒适为宜。

2. 功能锻炼

（1）肢体有溃疡和坏疽时,应卧床休息,减少组织耗氧量。

（2）早期或恢复期应坚持适当的活动或户外活动,以促进下肢血液运行。

（3）因疼痛而长期屈膝、抱足而坐者,应坚持每日做患肢的屈伸动作、旋转活动,防止关节挛缩或肌肉萎缩而发生失用性肌力功能减退。

（4）足部运动适合于寒湿证和血瘀证的患者,以促进患肢侧支循环建立。

如何对糖尿病患者足部进行日常护理

良好的日常足部护理能够防止糖尿病足的发生和恶化,养成健康的足部护理习惯,是预防糖尿病坏疽的关键环节。

（1）温水洗足:每日用温水(37 ℃～40 ℃)洗脚5～10分钟,尽量不要泡脚,洗净后用柔软抹布轻轻擦干,尤其是足趾间。

（2）检查足部:洗净足后仔细检查双足皮肤,尤其是足趾间、足底易受挤压部位有无异常,足背动脉搏动及皮肤感觉是否正常。

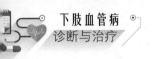

（3）涂足部润肤膏：足部皮肤易干燥，尤其在冬天，洗足后涂搽尿素霜等润肤类软膏。

（4）足部按摩：检查后以手掌的大、小鱼际从趾间开始向上按摩，双侧足部及小腿各按 3～5 分钟，每日早晚各 1 次，动作轻柔。

（5）保护足部：冬天要保持双脚温暖，可穿柔软宽松的棉袜，不能用电热毯、热水袋及加热器烘脚，防止烫伤。选择下午购鞋，双足试穿。不穿露趾鞋和塑料拖鞋，以免磨破皮肤。要剪平趾甲，不能超过趾尖，走路不宜过久等。

糖尿病血管病变患者的饮食宜忌有哪些

糖尿病血管病变患者在饮食上首先应当做到控制总量，将血糖控制在正常范围。尽可能做到热量摄入与消耗平衡。总的来说应该做到以下几点。

（1）科学计算，制定每天应摄取的总热量，使摄入和消耗的热量达到平衡。

（2）忌食蔗糖、葡萄糖、蜜糖及其制品，少食淀粉含量过高的蔬菜如土豆、薯类和山药等。

（3）少吃高胆固醇食物，如动物脂肪、蛋黄、动物的皮和肝脏。

（4）严格控制肉类食物。

（5）选择优质蛋白质。蛋白质的来源应以牛奶、瘦肉、鸡蛋、海产品等优质的动物蛋白质为主。

（6）多食富含纤维食物。多吃纤维多的食物,如海带、紫菜等。食物纤维不被小肠消化吸收,但能带来饱食感,有助于节食,并能延缓糖和脂肪的吸收。可溶性食物纤维(谷物、麦片、豆类中含量较多)能吸附肠道内的胆固醇,有助于降低血糖和胆固醇水平。

（7）选择低糖水果,如草莓、猕猴桃等。也可以多吃一些诸如蚕豆、豌豆、胡萝卜、番茄、黄瓜等蔬菜。

（8）少吃油煎或炸的食物。

糖尿病足趾坏疽切除后如何矫正残足

随着我国糖尿病的发病率逐年增高,糖尿病并发症的危害也日益显现。糖尿病坏疽是因长期糖尿病引起周围血管、神经损害而引起的肢端坏疽,是糖尿病并发症中较为凶险的一种。

糖尿病坏疽患者常因足趾坏疽而不得不做截趾术。在经过截趾治疗后,患者应当在医生的帮助和指导下矫正残足,否则会因为足部受力不均而引起新的感染和坏疽。通常情况下我们也建议糖尿病足患者应该使用经特殊工艺处理的鞋垫,其能够对某些受力较重部位如第一足趾关节起到减压作用。而糖尿病足趾坏疽截除后,更应当根据手术后的残足情况使用特殊的鞋垫及矫正鞋。患者还可用特殊的假足趾或在截趾残端处简单放置纱布及棉球以减少摩擦。如有局部水肿亦可使用弹力绷带等

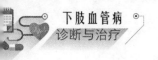

方法。

此外,患者还可应用拐杖等辅助器具使残足在行走时尽量保持受力的均匀,这样才能尽可能降低足部新的感染和坏疽发生。

中药浸泡剂对糖尿病足有什么作用

中药足浴具有扩张局部血管,使血流进一步通畅,改善血液黏稠度,缓解肌肉痉挛,改善局部供血、供氧,加强神经传导功能恢复等作用。临床研究发现,糖尿病患者若经常进行足浴,不仅能有效地防治糖尿病足,还可预防其他糖尿病并发症。中药泡脚通过热、药的双重作用取得疗效,热量松张肌筋,疏松腠理,活血通络。药物在热能的作用下通过皮肤等直接吸收入血络,输布全身而发挥作用,故可改善周围组织营养、促进血液循环、扩张血管、激发机体自身免疫功能。中药泡脚治疗糖尿病足具有一定疗效,安全可靠,不良反应少,值得推广应用。但患者应根据自己的具体病情,在医生指导下选用不同的方药来进行治疗。

糖尿病足截肢后要装假肢吗

糖尿病足患者在截肢后为了日常生活方便,提高生活质量,在血糖控制稳定的基础上可以安装假肢。理想的假肢除轻便、耐用、美观外,还具有近似正常肢体关节活动的功能,使患者感到舒适。截肢后一般安装假肢的最佳时间是手术后2~3个月,具体要参考残肢的恢复情况,包括伤口愈合的情况,残肢肿胀消退的程度、疼痛缓解以及根据磁共振检查残端血供的情况等。

安装假肢后应定期随访,注意自查残段安装处有无破损、感染等情况。

糖尿病足截肢(趾)后如何护理

(1) 一般护理:备齐急救器械,密切观察患者意识、血压、尿量、生命体征变化及切口出血情况。残肢适当抬高放置,减轻水肿和疼痛,床头备止血带,预防继发性大出血。切口敷料渗血者应及时更换,遵医嘱应用抗生素,预防感染。

(2) 疼痛护理:对术后疼痛者,应多与其交流、沟通,减轻其精神紧张和焦虑,帮助其取舒适体位,并适当应用止痛剂缓解伤口疼痛。对幻肢痛者,应给予心理疏导,使其正视肢体已被截除的事实,指导患者利用看报纸、听音乐、与亲人聊天等方法转移注意力,使患者较舒适地度过术后疼痛期。

(3) 控制血糖:因手术和麻醉刺激,术后血糖可出现反跳现象,应定时监测血糖,根据患者血糖水平及截肢后体重调整胰岛素用量。除严格按糖尿病饮食外,适当增加蛋白质的摄入,以促进切口愈合。注意观察患者用药反应,出现心慌、出汗等低血糖反应需及时处理。

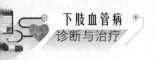
（4）预防并发症：病室保持空气流通；做好口腔护理及管道护理；协助患者翻身拍背，鼓励患者深呼吸、咳嗽排痰，预防肺部感染；保持床铺平整无渣屑，预防压疮；鼓励患者多饮水，预防泌尿系统感染；多食粗纤维食物，如含糖低的蔬菜、水果，预防便秘。

（5）残肢护理：术后前 2 天患肢抬高 20°～30°，以利于静脉回流，避免残端水肿。2 天后患肢伸直位放置，保持关节功能位，防止关节挛缩。保持截肢残端敷料清洁干燥，及时换药，争取切口一期愈合。残端妥善包扎，所有骨凸处均用软棉垫衬护，弹力绷带裹扎不可过紧，预防残端压伤及感染。残端完全愈合后应经常给予均匀的压迫、按摩、拍打和蹬踩，并逐渐增加残肢的负重，强化残肢面的韧性和肌肉力量，为安装假体做好准备。同时给患者讲解出院后饮食、用药及自我护理方面的知识，指导定时复查血糖、尿糖。嘱患者注意肢体残端护理，加强功能锻炼，每天用中性肥皂液清洗残肢，不可涂冷霜或油剂。若残肢皮肤压痛、发红或撕裂破溃应及时就诊。冬季残肢注意保暖，同时注意对侧"糖尿病足"的预防或保护。尽早为患者配置轮椅或选择合适的假肢，指导装卸及使用假肢的注意事项。鼓励患者参加社会娱乐活动，消除心理障碍，保持心情舒畅。加强营养，增强体质，争取早日回归社会，恢复力所能及的日常生活和工作。

下肢静脉曲张患肢不适如何处理

（1）告知患者患肢穿弹力袜或使用弹力绷带，使曲张静脉处于萎瘪状态,减轻患肢症状。

(2) 每天用温水泡洗患肢 1~2 次,擦干后涂护肤脂保护。

(3) 指导患者养成良好的排便习惯。习惯性便秘者,睡前饮白开水 1 杯或口服轻泻剂,避免长期长时间蹲位。

(4) 嘱患者避免站立过久或长时间行走,宜卧床休息,抬高患肢 30°~40°,使患肢位置高于心脏水平,有利于静脉和淋巴液回流,从而减轻患肢水肿,减轻下肢静脉压力。

(5) 溃疡处给予湿敷或清创后定期换药,每天 2~3 次。

下肢静脉曲张皮肤受损如何护理

皮肤受损与患肢静脉瘀血、溃疡有关。具体护理方法如下。

(1) 避免过度活动或做重体力劳动,多卧床休息,抬高患肢 30°~40°,有利于下肢静脉回流,减轻患肢症状。

(2) 保持患肢皮肤清洁卫生,避免使用刺激性强的碱性肥皂或淋浴液洗澡,以免加重病情。

(3) 下床活动或外出时穿弹力袜或使用弹力绷带,减轻患肢症状,避免外伤损伤皮肤,伤及血管。

(4) 修剪指(趾)甲,避免抓破皮肤。

(5) 小溃疡处用生理盐水或 3‰ 硼酸溶液湿敷,或用 1：5 000 高锰酸钾溶液浸泡患处,每天 2~3 次。

(6) 溃疡面积较大者给予彻底清创,每日换药,按医嘱使用抗生素,并观察其疗效。

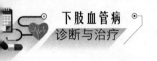

下肢曲张静脉出血如何护理

静脉出血多因外伤或溃疡引起严重曲张的静脉破裂所致。护理指导如下。

(1) 劳动或活动时穿弹力袜或使用弹力绷带包扎,防止外伤。

(2) 劳动或活动 1 小时后,将患肢抬高片刻,以促进静脉回流,减轻曲张静脉内压力,防止其破裂出血。

(3) 术后需卧床 7～10 天,患肢抬高略超过心脏水平。

(4) 切口渗血严重的患者,给予加盖敷料、局部加压包扎处理。

(5) 术后 24 小时制动,用弹力绷带加压包扎,次日逐渐放松,同时进行足、趾活动。

(6) 保持伤口敷料清洁、干燥。

(7) 遵医嘱使用抗生素、止血药,并观察其效果。

下肢静脉曲张能自疗吗

下肢静脉曲张是一种常见病、多发病。静脉曲张除了药物手术治疗外,自我保健也很重要。下面介绍一些能使下肢静脉曲张得以改善和控制的保健锻炼方法。通过以下方式可以在一定程度上改善下肢局部血液循环,增强局部肌肉功能。

1. 小腿按摩

(1)坐在椅子上或床边,下面放一只矮凳,双腿架在矮凳上。先按摩左腿,左手掌贴在小腿外侧,右掌贴在小腿内侧,从膝盖开始,双掌夹住左侧小腿往下推,推至踝部即往回拉,一推一拉反复推摩。按摩右腿,双手交换内外侧,方法如前。

(2)四指并拢,拇指分开,用手掌平推小腿血管曲张处,来回推移。

(3)用一只手掌捏住患肢的5个脚趾,来回按捏。

(4)用一只手掌按摩足底部(以涌泉穴为中心)。

2. 踢腿运动

(1)站立,两手叉腰,先用左腿往前踢,继用右腿向前踢。两腿交替。

(2)站立姿势,左腿屈膝抬起,双手向前抱膝,接着右腿屈膝抬起,动作如前。

3. 甩腿运动

(1)站立,双腿并拢,双手扶椅背,用脚尖支撑身体,上下踏动。

(2)站立,双手扶着椅背,右腿独立,左腿抬起,向前向后做大幅度摆动,先向前后甩,再向左右甩。然后换右腿。

4. 床上运动

(1)仰卧于床上,抬起两腿在空中像骑自行车一样来回蹬。

(2)仰卧,抬高双下肢30°左右,尽量伸直后做足背背屈运动。此外,就寝前用温热水浸浴患肢20分钟,也有利于减轻局部症状。

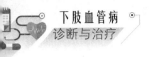

下肢静脉曲张怎样进行自我护理

（1）静脉曲张的下肢需穿弹力袜，或缠弹力绷带，多抬高患肢，以利静脉、淋巴回流，减轻患肢水肿。避免长时间站立和负重劳动以减轻腹内压力。

（2）避免感染、外伤，有足癣者应及时治疗。保护曲张静脉不受损伤和感染，以免引起溃疡和出血。一旦出现色素沉着、湿疹、溃疡等，应及时去医院治疗，勤换药，经常保持疮面清洁，预防感染。

（3）饮食宜清淡富含营养，忌烟酒、辛辣、油腻等刺激之品。积极参加体育锻炼，增强体质，预防感冒发生。

怎样做下肢静脉操

下肢静脉曲张病因有很多，与血管血流因素有密切联系，也与相关局部肌肉功能退化有关。因此，静脉曲张患者可以通过做"静脉操"使得局部肌肉功能得到加强，有助于保持下肢静脉血管的良好舒张性，减轻血流的冲击，对改善下肢血液循环和营养状况、恢复受损血管的功能大有好处。

游泳是防治静脉曲张的最佳运动方式，因为此时机体压力得到减轻，而水的压力则有助于增强血管弹性。但游泳锻炼常有条件制约。我们在这里介绍一组方便在家中做的静脉操,共10节。患者可结合自身情况进行锻炼。

(1)膝伸屈运动:取仰卧位,头部垫一小枕头,双腿绷直,双手掌心朝上枕于头下。双腿膝关节依次微微抬起、放下,做屈张练习,左右腿各6~8次。

(2)抬腿运动:姿势同上。双腿并拢,两腿依次抬起呈45°,各进行4~5次。

(3)分腿运动:姿势同上。双腿绷直,在缓缓吸气的同时,尽可能地向两侧分腿,再呼气,并拢双腿,反复4~6次;弯曲双腿,膝盖尽可能向两侧压,后再并拢,伸直双腿,回到原来的准备动作,如此进行6~8次。

(4)腿上运动:取仰卧位,头部垫小枕头,双腿绷直,双手置于身体两侧。先举起右腿,在空中停留数秒钟后放下,再以左腿重复上述动作,交替进行4~6次。

(5)摆动腿运动:姿势同上。双腿绷直,依次上举后左右摆动;抬起双腿,模仿骑自行车的动作,前后摆动,各进行4~5次。

(6)侧分腿运动:姿势同上。绷直双腿,左右依次最大幅度地侧分腿,腿勿抬起,各进行4~6次。

(7)腿侧圆周运动:姿势同上。抬起一侧腿,在空中做圆周动作,再换另侧腿做同样动作,各进行8~10次。

(8)侧抬腿运动:先取右侧卧,右手枕于头下,左臂沿躯伸展。左腿伸直,向上抬起6~8次;身体再取左侧卧,重复上述动作。

(9)膝侧后摆运动:先左侧卧,左手枕于头下,右臂沿躯体伸

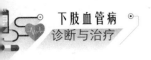
展。右腿弯由,膝盖向腹部贴近,后再伸直,用力后摆,如此反复6～8次;身体转取右侧卧,重复上述动作。

(10) 侧踢腿运动:先取左侧卧位,右腿伸直,腿用力向前踢,后再用力向后摆,身体弯曲,如此反复6～8次;身体再转向右侧卧,用左腿重复上述动作。以上运动做完后取仰卧位,把手置于腹部,深吸气收腹,再呼气放松,进行2～4次。

弹力绷带和弹力袜有什么不同

使用弹力绷带和弹力袜都可以起到改善下肢静脉或淋巴管回流、减轻下肢水肿的作用,但两者也有着一些区别。弹力袜相对穿脱更简便,但价格相对较高。而弹力绷带使用时要求患者在抬高患肢情况下均匀绑扎患处,操作要求相对较高,但优点是可以自行控制松紧、选择缠缚部位,价格也较弹力袜低廉。

使用弹力绷带要注意什么

使用弹力绷带要根据部位的不同采用不同宽度的绷带,膝下采用中号(宽 10 cm),膝上采用大号(宽 13 cm)。缠绕的方法取决于使用的目的。用于支持循环的弹力绷带包扎,应起到支持静脉、抵消增加的静脉压,又不能压力过大而限制静脉回流或动脉血供为原则。弹力绷带缠绕必须平整无皱褶,尤其在关节部位。缠绕的松紧程度要适当,以能将一个手指伸入缠绕的圈内为度。

包扎弹力绷带应在每日起床前进行,若患者已起床,则应让患者重新卧床,抬高肢体10分钟左右,使静脉血排空,然后再包扎。包扎时应从肢体远端开始,逐渐向上缠绕。每晚入睡前去除。使用弹力绷带期间应注意肢端皮肤的色泽、患肢肿胀情况,以观察其效果。如局部皮肤有瘙痒等皮炎症状发生,应当暂时停用弹力绷带。

血栓性浅静脉炎如何护理

(1) 饮食护理:忌辛辣、鱼虾、烟酒等刺激性食物。夏季应忌羊肉、狗肉等热量较大的食物,冬季天气寒冷时可适当食用。沿海地区由于生活习惯,海鲜类可以不忌,应吃新鲜蔬菜,如青菜、油菜、胡萝卜、白菜等维生素C含量较高的蔬菜,瘦肉不限,每天临睡前服用一袋新鲜牛奶。

(2) 发病期应该避免剧烈运动、长时间站立和长时间坐姿,每次时间不宜超过半小时,以免形成下肢水肿。渗出较多者应抬高患肢,减轻肿胀。

(3) 恢复期适当运动,采用散步形式,每次时间不超过1小时,路程不超过2 000 m。禁止热敷、理疗和超过40 ℃水温的泡浴,更不能进入桑拿蒸房。

(4) 痊愈期:积极参加各项体育锻炼,锻炼程度根据身体承

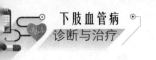
受能力而定,避免劳累。如爬山、长途旅游,应打裹弹力绷带或穿医用循序减压袜,保证充足的睡眠时间。

血栓性浅静脉炎如何局部自疗

急性红肿期患者可用金黄膏、玉露膏、青芙膏或自制血竭芒硝散外敷治疗。急性期后可给予局部50％硫酸镁溶液湿热敷、热疗等治疗。慢性血栓性静脉炎有条索样僵块的,局部以红灵酒涂搽按摩。患者还可以进行一些简单的穴位按摩,可取髀关、阴包、血海、支沟、太冲、足三里、三阴交、地机、丰隆、阳陵泉等穴,手法以轻柔为宜。此外,平日尽量避免久站久立,多抬高患肢也十分重要。

下肢深静脉血栓形成急性期如何护理

1. 一般护理

(1) 绝对卧床休息。加强生活护理和皮肤护理。高热患者做好降温护理。

(2) 肿胀严重者应少盐饮食,可选食利水消肿食物,常食新鲜蔬菜,也可多食芝麻、香蕉等以润肠通便,忌肥腻油脂类食物。

(3) 经常用温水清洁肿胀的皮肤,内、外裤应宽大以便于敷药和测量肢体周径。

（4）观察患肢肿胀的程度、皮温及皮色。

（5）疼痛较剧时，遵医嘱用麻醉镇静止痛剂以缓解疼痛，记录用药时间、途径、剂量。

2. 手术前后护理

（1）术前护理：做好患者的情感疏导，手术前的皮肤准备，戒烟，术前训练在床上大小便，并掌握正确、有效的卧位咳嗽和咳痰方法，以及掌握肌肉收缩运动的训练方法。

（2）术后护理

● 严密监测生命体征，注意有无切口渗血或出血。若出现术后患肢剧烈疼痛、麻木、肿胀、潮红或发绀应警惕有无深静脉血栓形成的可能，并立即报告医生及时处理。

● 术后肢体平放，切勿下垂，3～4 天后在床上进行肢体被动活动，1 周后试做肢体下垂动作。若无疼痛、肿胀皮色改变，可下床行走，间断拆线后试做下蹲运动。

下肢深静脉血栓形成慢性期如何护理

（1）发病 1 个月内不做剧烈运动，病情允许起床活动时，遵医嘱使用弹力绷带或弹力袜，并观察患肢的静脉回流情况，与健侧比较皮色、皮温的变化。

（2）观察患肢肿胀、肤色、瘙痒、湿疹的情况，患肢有瘙痒者严禁用热水烫洗或搔抓，以免皮肤破损引起感染。叮嘱患者大便勿用力屏。

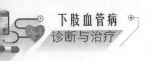
（3）进行肢体功能锻炼，如做加强腓肠肌舒缩运动：双足交替做 30°跖骨和背屈运动，每 1～2 秒活动 1 次，可使股静脉回流增加，预防下肢深静脉血栓的形成。

（4）手术后，尤其是下腹部、盆腔内和下肢手术后，鼓励患者早期下床活动，多做深呼吸和咳嗽，多做下肢活动有利于预防血栓形成。

（5）高血脂患者宜饮食清淡，多食富含维生素及低脂食物，忌油腻、肥甘、辛辣之品，坚决戒烟。积极参加体育锻炼。肥胖者应减轻体重。

（6）卧床休息，略抬高患肢，发病 1 个月内不宜进行剧烈运动，以防血栓脱落引起并发症。长期卧床的患者应鼓励其做足背屈运动，必要时可对小腿肌肉进行刺激以使小腿肌肉收缩，防止静脉血栓形成。发病后期可使用弹力绷带，促进静脉回流。

下肢深静脉血栓形成怎样进行自我护理

（1）卧床休息，抬高患肢于心脏水平，离床面 20～30 cm，膝关节微屈曲位。

（2）保持大便通畅，避免用力排便使血栓脱落导致肺栓塞。

（3）起床后应穿长筒弹力袜，穿着时间为 6 周至 3 个月。

（4）饮食予高蛋白、高热量、富有营养的食物，增强抵抗力和促使疮面愈合。忌辛辣、烟酒。

下肢深静脉血栓形成怎样正确使用减压袜

下肢深静脉血栓形成的患者应在日常生活中坚持使用减压袜。患者首先应当根据自身情况选用尺寸合适的减压袜,尺寸选择原则为减压袜穿上后保持一定的紧张度。

正确使用减压袜的方法是,早晨起床下地前或在要长时间直立行走前在抬高下肢的情况下穿上减压袜,可在晚上睡觉前脱下。

下肢深静脉血栓形成并发溃疡如何护理

(1)疮面有腐肉者,可遵医嘱给予红油膏或八一丹外敷,用阔绷带缠缚疮面处和整个小腿。

(2)注意观察疮面及周围皮肤,腐肉未脱者使用提脓拔毒药,药膏不要太厚,腐尽新生疮面换药一般不宜用力搽拭疮面,只要在疮面周围用消毒棉球清洁皮肤即可。外敷药膏要薄,否则损伤新生上皮。

(3)溃疡腐肉已尽者,可遵医嘱给予热烘疗法,温通疮面局部经络,促使疮面愈合。

(4)卧床时抬高患肢,如采用缠缚疗法或用弹性护套固定患肢,应注意紧松程度,检查趾端血液循环是否正常。

(5)给予高蛋白质、高热量、富有营养的食物,增加抵抗力,

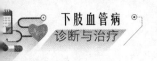

促使疮面愈合。

（6）溃疡愈合后，宜常用弹力绷带或弹力护腿保护，以避免外来损伤与复发，避免久站与负担重物，患足宜抬高，减少走动。

下肢淋巴水肿如何护理

1. 皮肤护理

（1）每天观察皮肤是否有发红、破损、渗液等状况，若有则须就医。

（2）避免蚊虫咬伤、烫伤、切伤、晒伤。

（3）清洁皮肤时，使用中性肥皂清洗皮肤后，用毛巾轻轻擦拭干净，再涂抹中性乳液。

2. 按摩

（1）先用4根手指来回轻推腹股沟（大腿根与腹部交界处），约5分钟。

（2）用双手包覆腿部，再从脚踝轻压上推至腹股沟。

（3）每天至少按摩1～2次，每次20～30分钟。

（4）如果无法自行按摩，家属可协助按摩。

（5）禁忌：水肿部位如有发炎、出血、皮肤病或接受放射线照射治疗部位请勿按摩。

3. 运动

日常生活时可视情况增加患肢运动（如散步、爬楼梯），以加速淋巴液回流，如此可帮助消除水肿，但不可过度剧烈（如跑步、爬山)。

4. 抬腿

抬高下肢可帮助淋巴液回流,抬高角度应大于30°(约1个枕头高),若有体力亦可脚靠墙壁,每次30分钟,每日不限次数。白天可在抬腿20分钟后穿上弹力袜,以避免水肿部位再度蓄积淋巴液。夜间睡眠可脱下弹力袜休息,但要注意须先抬腿20分钟后才可脱下弹力袜。

下肢淋巴水肿不适合哪些运动

下肢淋巴水肿多是由于下肢淋巴管长期的慢性炎症或栓子堵塞导致淋巴回流障碍,以下肢肿胀难消为主要症状。该病患者应当减少行走、站立,以及跑步、骑自行车等加大下肢淋巴管压力的运动。宜多抬高患肢,或在床上抬高双下肢,做下肢腾空运动。

下肢丹毒如何护理

下肢丹毒大多由脚湿气糜烂所引起,所以治疗足癣是预防本病的关键之一。夏秋之交或冬春之交是本病的好发季节,应注意自我调摄。

(1)卧床休息,有条件的家庭要暂将患者与健康人分开住,因丹毒属接触性传染,需要隔离。

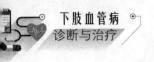

（2）用枕头或海绵垫将患肢抬高，局部用 50％硫酸镁湿敷（或用中药如意金黄散外敷）。

（3）抗感染治疗，肌内或静脉注射青霉素（须先做皮试）。一定要在症状消退后，仍坚持使用抗生素 1 周，以免复发。

（4）患者发热至 38.5 ℃以上时，头部可用冷毛巾湿敷，或枕冰袋（热水袋灌上冰水），同时可根据医嘱服退热药物。

（5）因丹毒有传染性，所以接触患者后一定要用肥皂洗净双手。

（6）有足癣患者应及时治疗足癣，并养成良好的个人卫生习惯，防止复发。

（7）饮食宜以清淡为主，有丹毒病史者对时鲜海货等"发物"应避免食用。冬季要保暖，夏季要防蚊叮虫咬。同时要注意体育锻炼。

治愈足癣会引发丹毒吗

民间有种说法，足癣是体内邪毒向外排出的一种表现，认为治疗足癣会使得体内的毒气无法排出体外而引起其他疾病。许多丹毒患者在丹毒发作后发现自己的足癣好了，于是更加确信是原本引起足癣的邪毒诱发了丹毒。而事实上并非如此。

现代医学认为，足癣是由于真菌引起的，真菌易在潮湿及正常人体体温的环境下繁殖。而丹毒患者多伴高热，在人体体温病理性升高后，真菌无法在这种环境生存，因此高热患者的足癣会有暂时好转的迹象。而丹毒是由于 β 链球菌在人体免疫力下降时通过人体局部皮肤的破损间隙侵袭到深层的网状淋巴管而引起的急性淋巴管炎。有调查显示，很大一部分丹毒患者都有足癣史，这是因为足癣会致足趾间浸渍、破损、糜烂，而病菌正是择机通过这些足趾间的破损侵入人体诱发丹毒。因此，足癣是诱发丹毒的常见因素，治疗足癣对于防治丹毒十分重要。

急性淋巴管炎如何护理

（1）患者需卧床休息，抬高患肢，局部外敷 50％硫酸镁或中药如意金黄散。

（2）遵照医嘱肌内或静脉注射抗生素。

（3）注意个人清洁卫生，积极治疗潜在病灶，如足癣、龋病、慢性扁桃体炎等。

（4）已有脓肿形成的淋巴结要及时到医院切开引流。

（5）一旦皮肤上因急性淋巴管炎出现红线时，要及时处理，按时服药和注射，千万不可用红线绳结扎的办法，以免延误病情造成严重后果。

（6）切开引流后要按时换药，保持引流通畅。

下肢丹毒发作时要忌口吗

下肢丹毒发作时肢体焮红灼热，色如涂丹，肿胀疼痛，多伴

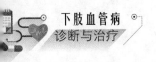
有高热。中医学认为其是由于外邪入里、化热入血、局部火毒壅盛所致,故需忌食热性辛辣刺激物。具体包括油炸食品、海鲜、火锅、酒、牛羊肉等,饮食宜清淡为主。

下肢变应性血管炎如何护理

(1) 心理护理:对患者亲切安慰,耐心开导,解释治疗的必要性,取得患者的配合。并及时了解患者的需要,协助其生活护理,观察治疗期间药物的不良反应,及时对症处理。

(2) 合理用药及疮面护理:遵医嘱给予止痛剂止痛。分泌物较多时,在应用抗生素的同时每日清洗换药 1～2 次,每次用过氧化氢(双氧水)、生理盐水配细小棉签伸入痂皮下方反复清洗后,以康复新液湿敷或外用中药油膏。

(3) 饮食护理:鼓励患者多进食,宜进清淡、易消化、高营养、富含维生素的食物,如新鲜蔬菜、水果、牛奶等,并多饮水,每日饮水量可达 2 000 ml,以减轻免疫抑制剂的不良反应。

(4) 预防感染:由于患者抵抗力降低,要特别预防继发感染。给予安排单人病房,保持室内通风,每日定时紫外线消毒。保持床单、衣物整洁干净,加强口腔护理,严格规范操作程序,监测体温的变化。

(5) 生活护理及功能锻炼:协助生活护理,需做检查时用轮椅运送,病情好转即指导在床上活动,如双下肢做蹬车动作、游泳打水动作等,并每天按摩小腿肌肉以促进血液循环。经上述锻炼后,如果关节疼痛逐日减轻,活动量应逐渐加大,可下床做保健操、练习上下楼梯等。

下肢变应性血管炎患者有什么饮食宜忌

　　变应性血管炎也是其他周围血管疾病的一种,对于变应性血管炎除了要及时治疗外,还应该注意日常的一些生活习惯。对有变应性血管炎的患者,在这里尤其要提醒注意饮食宜忌。

　　变应性血管炎患者要忌辛辣、鱼虾、烟酒等刺激性食物,夏季应忌羊肉、狗肉等热量较大的食物,冬季天气寒冷时可适当食用。沿海地区的变应性血管炎患者由于生活习惯,海鲜类可以不忌,但也应适当控制。平时应多吃新鲜蔬菜,如菠菜、油菜、胡萝卜、白菜等含维生素 C 较高的蔬菜,瘦肉亦可食用。赤豆、桃仁、莲藕、黄豆、冬瓜、薏苡仁也是变应性血管炎患者可以经常食用的食材。变应性血管炎患者每天临睡前还可喝 1 袋新鲜牛奶或吃 1 根香蕉。

　　俗话说,病从口入。变应性血管炎患者不可忽视饮食对于疾病的影响。尤其是一些需要忌口的食物,食用不当可能加重变应性血管炎的症状。因此,患者一定要注意忌口,以避免加重病情。

　　此外,变应性血管炎患者也可采用食疗的方法来达到防病治病的目的,我们提供以下一些食疗方法供选用。

　　(1) 桑葚汤:桑葚 60 g,加清水 3 碗,煎至一碗半。用白砂糖或红糖适量调味,去渣饮用。适用于腰酸头晕者。

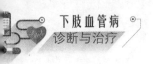
（2）赤豆桃仁莲藕汤：桃仁 15 g，赤豆 60 g，莲藕 100 g，洗净切成小块，加清水适量煮汤，以食盐少许调味，饮汤，食赤豆及莲藕。适用于肢冷、血脉不和者。

（3）黄豆冬瓜皮汤：冬瓜皮 60 g，黄豆 60 g，清水 3 碗，煎至 1 碗，去渣饮用。适用于患肢水肿、贫血者。

（4）赤豆煮薏苡仁：赤豆 100 g，生、熟薏苡仁各 30 g，红枣 7 枚，红糖适量，煮熟后服食。适用于肢体水肿者。

（5）丹参浸酒：白酒 500 g，紫丹参 90 g，浸泡 1 周后，每次饮 30 ml，每日 1～2 次。适用于脉管炎初期肢冷麻木者。

如何护理结节性血管炎患者

（1）急性期卧床休息，避免劳累及过度抬高患肢，减少活动。

（2）保持心情舒畅，注意保暖，避风寒，预防感冒。

（3）减少行走，尤其不宜久行久站。

（4）饮食清淡、富营养，多食富含维生素 C 的食物，忌肥厚油腻辛辣之品。

（5）如系感染引起可选用抗生素治疗，如系结核杆菌引起先行抗结核治疗。皮质类固醇药物应在医生指导下应用，不可随意滥用。

（6）口服对证中药，每日 2 剂。湿热型宜清热利湿，凉血解毒。湿寒型宜温经散寒，利湿通络。

（7）加强锻炼，增强体质，提高机体免疫力。

下肢血管病的预防

如何预防血栓闭塞性脉管炎

（1）严格戒烟：烟草的主要成分尼古丁是一种血管收缩物质,长期吸烟可引起肢体动脉处于持续痉挛状态,日久则血管壁受到损害。烟酸则使得动脉血与氧结合力减弱,血黏度增加,使肢体血流缓慢,逐渐形成血栓,闭塞下肢血管而产生肢体血管病。尤其是血栓闭塞性脉管炎,吸烟是最重要的诱因之一。因此要严格戒烟,避免对下肢血管的损害及危害身体健康。

（2）注意饮食结构：在平时的饮食中要注意少食辛辣之品,中医认为过食辛辣则多生湿热,湿热下注而使肢体易于发生血管性疾病。注意固护脾胃,脾胃气旺,则运化有力,气血生化有源,反之气虚则不能运血,血虚则不能充盈脉道,气血运行不畅,脉络阻滞则肢体血管病出现。此外,从健康的角度出发,饮食结构的合理亦非常重要,人体要保持生命活力,摄取蛋白质非常重要。为了防止动脉硬化,饮食宜选择低胆固醇的食物,多食蔬菜、豆制品、鱼、瘦肉、鸡肉及富含纤维的食物,多饮水或淡茶水,防止高脂血症与动脉硬化的发生,进而有利于预防下肢血管病的发生。

（3）保持良好的精神与情绪：七情太过与不及皆可造成五脏

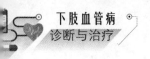
气机紊乱,使得人体的气血功能失常。人的情绪受人的思想和情志变化的影响,若情志抑郁、精神受到刺激、情绪低落、心情不畅,或因下肢患处疼痛剧烈影响情绪,均可能导致脏腑功能紊乱,气血运行不畅,脉络阻塞、脉道凝滞而发生或加重血栓闭塞性脉管炎的症状。

(4) 避免寒冷与外伤:寒冷是血栓闭塞性脉管炎的主要诱发因素,或是致病因素,所以肢体的防寒保暖是非常重要的预防措施。尤其是寒冷季节在野外工作和久站、久坐时一定要采取保暖措施,并注意活动肢体,或变换肢体位置,以改善血液循环。冬天的鞋袜要轻便、保暖。每天坚持用温水洗脚,但不要用过热的水烫洗。由于湿邪致病更为严重,所以同时要注意防湿,以减少血栓闭塞性脉管炎的发生。此外,避免外伤也是预防血栓闭塞性脉管炎的重要措施,特别是野外工作时如果外伤处理不及时,可能引发血栓闭塞性脉管炎。因此,保暖、防寒、防湿对避免发生或辅助诊疗血栓性脉管炎都非常重要。

老年人如何防止闭塞性动脉硬化症

(1) 坚持高血压的药物治疗,控制好血压:长期的高血压易引起血管硬化和变性,对高血压的治疗必须是长期监控和用药调整,保持血压控制在正常范围内。尤其是老年人更应重视高血压的积极治疗,避免因血压过高引发肢体或其他血管性疾病。

(2) 戒烟:长期吸烟易于导致和促进动脉粥样硬化的发生与

发展,因此坚持戒烟对防止血管内皮损伤,预防因吸烟导致的一系列血管病理变化都有非常重要的作用。尤其是老年以后,本身的生理性血管硬化已逐渐形成,吸烟就更成为老年人动脉硬化性闭塞的主要发病原因,但戒烟以后大多能逐渐恢复血管内皮损伤,改善血液循环而保持正常的血管功能。

(3)避免外伤和保暖:由于闭塞性动脉硬化症患者大多是老年人,反应迟钝,感觉不灵敏,因此,平时要多注意避免外伤损及皮肤继而发生溃疡或坏疽。同时注意保暖,避免患肢受凉而加重病情,要穿棉袜和软底的鞋子。冬季更要保护患肢,穿棉鞋和保持适宜的室内温度。

(4)运动锻炼:适当且有规律的步行锻炼可以使80%以上患者的症状得到缓解。由于老年人平时活动少,患闭塞性动脉硬化症时血管供应血流量减少,因而导致缺氧,肌肉内酶发生变化而产生疼痛、酸胀及麻木等症状,可通过运动改变上述病理变化,从而使症状得到缓解。运动的方法是坚持步行,每天1h,直至症状消失。或长期坚持小运动量的锻炼,促进下肢血液循环以延缓闭塞性动脉硬化症的发生。

预防闭塞性动脉硬化症并发症的措施有哪些

患有闭塞性动脉硬化症后,随着病情的发展变化,会产生一系列并发症,如肢体溃疡、坏疽、坏死,甚至严重到需截肢治疗。在这一过程中应积极采取预防性治疗措施,以避免病情加重。

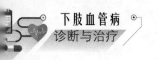

预防并发症的主要措施如下。

(1) 早期诊断,早期治疗:早期明确诊断,进行中西医结合治疗,以及采取定期用药物冲击强化的预防性治疗是提高疗效、抢救肢体、避免截肢的关键。因此,患病以后不管症状轻重,必须重视早期治疗,定期用药,改善血管功能,促进侧支循环形成,对避免并发症的出现极为重要。

(2) 重视并发症的同时治疗:闭塞性动脉硬化症的主要并发症是冠心病、糖尿病、高血压病和高脂血症等,对这些并发症处理不当也会影响闭塞性动脉硬化症的治疗。有时治疗并发症比治疗闭塞性动脉硬化症还要重要,常常关系到疾病的预后(如糖尿病就会加重肢体缺血,易于感染坏疽)或成为主要的死亡原因。

(3) 保护患肢,关注皮肤、皮温变化:闭塞性动脉硬化症患者下肢由于缺血、缺氧常有感觉和功能障碍,除了给予积极的药物治疗外,采取保护患肢的措施对预防并发症发生十分重要。

除注意避免患肢损伤外,经常关注下肢皮肤颜色,以及皮肤温度、感觉的变化也非常重要,局部皮肤应避免搔抓、用过热的水烫脚,以及对脚气病的用药治疗等,都可以避免病情加重和引起并发症的发生。

如何预防糖尿病血管病变和坏疽发生

糖尿病血管病变主要指肢体的大、中、小动脉粥样硬化和微血管病变。由于病情加重常发生缺血、缺氧,引起肢体功能障碍,严重时可出现坏疽、感染而导致患者的肢体伤残是糖尿病最常见的并发症之一。因此,糖尿病患者应注意预防糖尿病血管病变和坏疽的发生。主要有以下几项措施。

(1) 注意肢体感觉变化:糖尿病血管病变常伴有周围神经病变,其发病率高,与糖尿病病史长短有关。由于神经功能障碍常诱发和加重缺血性溃疡或坏疽,如肢体麻木、发冷及疼痛的感觉持续存在,且有逐步加重症状表现等,一旦有上述症状需及时就诊,采取必要的治疗措施。

(2) 注意肢体皮肤变化:糖尿病血管病变常影响到肢体供血,长期供血不足则出现皮肤营养障碍,表现为皮肤干燥、光薄、弹性消失、脱屑或皲裂,患肢出汗减少或完全无汗,汗毛稀疏,趾甲生长缓慢、干厚无光泽。患肢肌肉有不同程度的萎缩,皮肤颜色晦暗等。

(3) 保护患肢,避免外伤:寒冷及不当治疗糖尿病血管病变后,患者一旦损伤患肢,即又能迅速出现继发性感染,进而导致溃疡和坏疽的发生。因此,平时注意保护患肢,保暖、防范外伤尤为重要。

糖尿病足的预防措施有哪些

糖尿病足继发感染易于引发溃疡及坏疽,并迅速出现趾跖骨损坏,严重者须截肢治疗,因此,积极防治糖尿病足对糖尿病

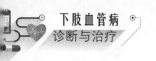

患者非常重要。糖尿病患者预防足部病变,可采取以下措施。

(1)积极治疗糖尿病,控制好血糖。坚持长期治疗和观察,控制血糖是预防各种并发症的第一步。

(2)保持足部清洁,秋冬季注意保暖,防止外伤。睡前用温水泡脚,水温不宜过高,以40℃左右为宜,有助于改善局部的血液循环。

(3)修剪趾甲,避免甲沟损伤。及时治疗脚癣、鸡眼、胼胝等足病,避免感染引发坏疽。

(4)选择鞋子应软硬适度,经常换袜,保持脚部干燥。外出穿防滑鞋,以防摔跤。平日锻炼应避免剧烈运动。

(5)注意观察下肢出现的症状,一旦有下肢麻木疼痛或知觉下降、皮肤颜色改变等应及时就诊,积极治疗,以防糖尿病足的发生。

如何预防下肢静脉曲张

大多数下肢静脉曲张是长时间下肢静脉瘀血所致,是静脉壁一种难以修复的损伤,因此需要及早预防,而最简单的预防方法就是让下肢有足够的时间休息,以消除疲劳、促进血液循环。方法包括以下几方面。

(1)避免长期站立或久坐,平时多做双下肢踝关节、膝关节屈伸活动或蹬腿活动,多做腿部按摩。行走后,回家即做上述运动。

(2)站立时让双下肢交替支撑全身重量,轮换让一侧下肢有所休息,站立时要经常跷起脚来,让脚后跟一起一落地活动或经常进行下蹲练习。

（3）避免穿紧身衣物或鞋袜,负重或长途行走时穿长筒弹力袜以防静脉向外膨胀。早期下肢静脉曲张时,养成每天穿弹力袜运动腿部1小时的习惯,如散步、快走、骑脚踏车、跑步机活动等。

（4）养成每日数次躺下将腿抬高(超过心脏水平)的姿势,并维持膝盖弯曲,坚持锻炼以促进腿部静脉循环。

（5）保持正常体重不超重,避免因过重使腿部静脉负担增加。已有早期下肢静脉曲张者应戒除吸烟的习惯,避免提10 kg以上的重物。

（6）及时治疗便秘等使腹压增高的疾病,避免身体处于高温状态,如经常洗桑拿等。

（7）保持下肢清洁,避免外伤导致破损等,如皮肤干燥、瘙痒,应及时使用外用药物治疗。

（8）每晚自我检查小腿肿胀情况,养成用温水洗脚的习惯,以促进血液循环,消除疲劳,并有利于睡眠。

（9）晚上睡觉时将小腿部垫高约15 cm,并保持最舒适的姿势即可,应注意不要让小腿悬空,避免引起腿部僵直而使效果适得其反。

孕妇如何预防下肢静脉曲张

由于怀孕的妇女腹部压力不断增加,若不注意自我保健,很容易在妊娠中晚期患下肢静脉曲张。如患病部位血液循环不

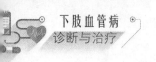
良,营养较差,轻微的碰撞都有可能导致难以愈合的溃疡。此外,有些孕妇会并发外阴静脉曲张及痔疮的形成。在分娩中胎头通过产道时,易造成曲张的静脉破裂而引发大出血。为了预防下肢静脉曲张,孕妇平时应注意以下几点。

(1)避免疲劳,不宜站立过久,注意适当休息。

(2)平卧时抬高患肢,可以用枕头垫高双腿,以促进下肢血液循环。

(3)每天起床前,可用弹力绷带由下而上缠绕至膝部,使之压迫浅静脉而不至于继续扩张。或穿过膝长筒弹力袜压迫下肢静脉,减少其充血,并扩张深部血管减少瘀滞。

(4)经常按摩小腿。常用的手法有:孕妇坐在靠背椅上,腿伸直放在矮凳上,家人将拇指与四指分开放在孕妇小腿后面,由足跟向大腿方向按摩挤压小腿,将血液向心脏方向推进。还可用搓揉小腿的方法:孕妇取同上坐势,家人用双手分别放在孕妇小腿两侧,由踝向膝关节搓揉小腿肌肉,帮助静脉回流。一般情况下,孕妇分娩后下肢静脉曲张多能自愈。

长途旅行时怎样预防下肢静脉曲张

下肢静脉曲张除了因静脉本身的病变外,长久站立及久坐不动的姿势,以及体力劳动过强都与发病关系密切。外出旅行,长时间坐或站立于拥挤的车厢内,或长途跋涉、徒步考察等,若不注意预防,也可发生下肢静脉曲张。患病严重时小腿下段会发生皮炎,皮肤颜色变为褐色或黑色,甚至出现溃烂,疮面经久不愈,即俗称的"老烂脚"。在长途旅行时预防下肢静脉曲张发生或加重要做到以下几点。

(1) 在车上坐或站 1～2 小时后,应走动或做屈伸腿部活动10～15 分钟。

(2) 白天长途步行时使用弹力绷带或弹力袜套,但要掌握正确的使用方法。使用弹力绷带时,应先抬高活动下肢后从踝关节开始向上绕至膝关节下,每绕一圈应与前一圈重叠 1/2 圈,若两圈之间留有空隙,空隙处很容易发生肿胀。初用时不要绑得太紧,以后可以逐渐绑紧,但以无不适感为宜,一般在早晨起床时绑好,到晚上睡觉前解开。夏季炎热天气下最好不用。弹力袜套较前者使用简便,效果也更好。但是弹力袜要根据每个人的腿部情况分别选用不同的型号和长度。常用的有不连袜、不过膝的短套袜和过膝以上的套袜等几种,并有大、中、小 3 种型号可供选择。

(3) 长途行走后,晚上返回驻地时做双腿伸直、弯腰手触脚尖及屈膝屈胯大蹲运动 10～15 分钟,睡前用热水清洗双足和小腿。有条件洗澡更好,睡觉时适当垫高双腿。上述方法简单易行,目的是促进下肢静脉回流,从而防止旅行时下肢静脉曲张的发生和加重。

如何预防血栓性浅静脉炎

(1) 避免医源性原因引起的血栓性静脉炎:如在注射各种药

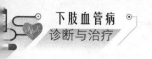
物时可观察有无血管刺激性的影响,或是否高渗溶液。除特殊情况外,静脉滴注要稍慢一些,并交替选择不同部位的静脉血管进针。在下肢部位进行静脉滴注时尤其要注意观察有无条索状肿块、压痛。局部注射结束后适当用湿热毛巾热敷以促进血液循环和药物吸收。同时,尽量不在浅静脉血管内留置注射针或导管进行持续性输液而使得静脉壁受到直接损伤,可能引起血栓并出现炎症反应。

(2)重视下肢静脉曲张的治疗:下肢静脉曲张造成局部血流瘀滞,常造成瘀滞性血栓性浅静脉炎,合并瘀滞性皮炎、小腿慢性溃疡等。早期积极治疗和控制下肢静脉曲张的病情发展以避免直接影响和引起血栓性静脉炎的发生。

(3)预防细菌感染引起化脓性血栓性浅静脉炎:患者免疫功能低下、全身状况较差时,留置静脉导管或穿刺抽血等应注意局部的清洁、消毒,保持卫生,勤擦洗、热敷局部患处,避免因局部损伤或免疫力下降而引起细菌进入静脉血管内引发化脓性血栓性浅静脉炎。

如何预防下肢深静脉血栓形成

深静脉血栓形成是指血液在深静脉不正常的凝结,好发于下肢。本病在急性阶段若不能得到及时诊断和处理,一些血栓可能会脱落,造成患者肺、脑等重要脏器的栓塞而导致死亡。另一些患者不能幸免慢性血栓形成后遗症的发生,造成长期病痛,影响生活和工作。因此,本病的预防十分重要。针对有危险因素的患者采用一系列预防措施,能明显降低深静脉血栓的发病率。目前预防下肢深静脉血栓形成的方法主要有两类:药物预防和机械物理方法。

药物预防即可在平时长期小剂量使用一些抗凝、抗血小板聚集的药物,包括低分子量肝素、阿司匹林、华法林等。机械物理方法最常见的是穿弹力袜,它能够加速下肢静脉回流,适用于有轻度血栓形成倾向的患者。

患者也可加强锻炼下肢肌肉功能。小腿肌肉是人体的第二心脏,走动时小腿肌肉的收缩有助于腿部静脉血回流。建议患者可躺在床上做蹬自行车动作。此外,平时避免长时间站立行走或久坐于狭小空间。

长久蹲着不动易引起小腿深静脉血栓形成吗

下肢深静脉血栓形成为临床常见病,严重时可并发股青肿或并发肺栓塞。血栓形成的因素从理论上讲可有以下三点,即血管壁的病变、血流缓慢和血液的高凝状态,它们均参与血栓形成的过程。

多年临床相关研究显示:劳累、久蹲可致血流不畅;局部缺血、缺氧,会使血管受损,内皮损伤;静脉内压力增高,也易导致血栓形成。尤其是久蹲,由于局部压迫,加之上述原因,较易导致小腿腘静脉及腓肠肌静脉丛血栓的发生。流行病学调查发现,一些

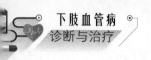

不明原因的急性下肢静脉血栓形成,经过随访或仔细观察还是有因可查的。劳累、久坐、久蹲等都可能是其成因。因此,要预防下肢深静脉血栓形成,避免长蹲不动亦显得十分重要。

下肢淋巴水肿如何预防

下肢淋巴水肿俗称"象皮腿",是由于下肢淋巴管长期慢性炎症或其他疾病所致淋巴管堵塞导致局部淋巴管回流障碍而成。表现为下肢非凹陷性肿胀以及脱屑、干燥、瘙痒等局部皮肤营养障碍。

绝大部分的下肢淋巴水肿是由于长期、反复发作的下肢丹毒引起的后遗症,因此避免局部皮肤破损、增强体质、忌食辛辣以避免"流火"的发作对于慢性淋巴水肿的发生就显得十分重要。对于有丹毒发作史或已有早期淋巴水肿表现者应该在日常生活中避免久站久行,多抬高患肢,使用弹力袜或弹力绷带以改善下肢的淋巴回流,避免下肢淋巴水肿的发生和加重。

对于一些诸如肝脏疾病等引起的下肢淋巴堵塞而致的淋巴水肿,应及时、及早积极治疗原发疾病。

长时间坐飞机如何预防下肢深静脉血栓形成

许多人都知道,长时间坐飞机可能会引起下肢的突发红肿疼痛,严重者伴发热。这在医学上其实就是下肢深静脉血栓形成。引发的原因就是长时间不活动,因为长时间坐着使血液回流受阻,大腿的静脉血管容易形成血栓。坐飞机引起的下肢深静脉血栓也叫"经济舱综合征"。我们建议平时长时间乘坐飞机,尤其是有深静脉血栓史的患者注意以下几点,就可以预防或减少下肢深静脉血栓的形成。

(1)起飞前小剂量服用阿司匹林,可以防止血液处于高凝状态。

(2)在飞行的过程中多喝水,可以稀释血液。

(3)多活动,过段时间起来上厕所,四处走走,或在座位上做简单的运动,伸伸胳膊、活动下肢。

(4)穿医用弹力袜(保健袜,压力比较低的那种)可以帮助加速血液回流,防止血栓形成。

(5)座位前面尽量少放或不放东西,以便腾出足够的空间活动。

如何预防下肢丹毒

现代医学认为下肢丹毒是由于β链球菌通过下肢破损的皮肤间隙侵袭到下肢网状淋巴管而引起的急性炎症。下肢丹毒患者多数都有足癣、下肢溃疡等皮肤破损。因此,要预防下肢丹毒,首先就要积极治疗足癣、下肢溃疡。此外,中医学认为下肢丹毒的病机为正虚之时,邪毒入内化热而成。故患者首先应当

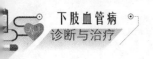
固护正气,平时注意锻炼身体,提高机体免疫力。其次,饮食方面应当忌食辛辣、海鲜等刺激发物,少食牛羊肉、火锅、油炸食品。饮食宜清淡为主。

反复发作的丹毒应采取哪些预防措施

丹毒复发有两个基本条件:一是皮肤有破口,细菌可经破口侵入,引发感染。因而要预防下肢皮肤外伤、烧伤、冻伤、足皲裂等,还要积极治疗下肢皮肤损害性疾病,如皮肤病、足癣、慢性溃疡、血管炎、糖尿病坏死等。二是局部皮肤抵抗力下降。引起抵抗力下降的常见病有大隐静脉曲张、血栓性静脉炎、丝虫病象皮肿、皮肤慢性营养不良等,可并发局部皮肤瘀血、缺氧、循环不良,导致抗病能力下降,成为丹毒复发的内因。祛除病因,改善局部缺氧、缺血,增强抗病能力,是防止丹毒反复发作的根本。

另外,还应切忌过度疲劳,长久站立;夏季不要蹚雨水;当下肢皮肤出现疼痛、瘙痒不适时,不可用力抓挠、挤捏。患部可用中药或食醋加热熏洗,增强局部血液循环。这里需要提醒患者的是,长期服用抗生素并不能预防复发,还会产生耐药性和不良反应。但一旦出现复发征兆时,可及时选用相应的抗生素。

丹毒患者应注意休息,保持心情舒畅,注意经常抬高患肢。中医学认为,丹毒患者,血中有伏热,再加上外感湿热等邪气则可发病。一般在换季之时,吃些预防的中药,也可防止发病。

如何预防淋巴管炎

人体淋巴管可简单分为较深部的管状淋巴管和较为浅表的网状淋巴管。肌肤破损，当机体抵抗力下降时，细菌侵入体内，可引起淋巴管炎。例如发于下肢的急性淋巴管炎经常是由足癣及下肢溃疡引起的；管状淋巴管炎多发于上肢，中医学称为"红丝疔"，经常是由于上肢外伤、鱼蟹刺伤或静脉注射不当引起。

因此，预防淋巴管炎首先要避免四肢皮肤的破损，阻断细菌侵入体内的途径。其次是增强自身的免疫力和机体抵抗力。最后，有淋巴管炎反复发作病史者，在饮食上应当注意忌食辛辣和海鲜等发物，少吃油炸食品、火锅、牛羊肉等热性食物。

如何预防变应性血管炎

变应性血管炎发病因素多而复杂，一般认为主要是由于药物及感染引起。最常见的致病药物有巴比妥酸盐类、酚噻嗪类、磺胺类、青霉素、碘化物类、阿司匹林及异体蛋白质等。感染也是一个重要因素，如病毒、链球菌、结核杆菌、麻风杆菌等。真菌及原虫亦是一种致病因素。杀虫剂、除草剂及石油产物也与本病有关。此外一些特殊疾病，如冷冻蛋白血症、高球蛋白血症、系统性红斑狼疮、类风湿关节炎等均可引起本病。

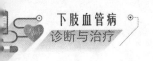
对变应性血管炎的预防,注意日常休息是十分必要的。此外应当积极去除病因,驱除感染灶,如病毒、细菌的感染。停用过敏药物及异体蛋白质。如遇有上呼吸道感染,应当尽早正规治疗。日常可以服用一些有抑制血小板聚集作用的药物,如阿司匹林,以及改善血管功能的药物。从中医学角度讲,则应调补阴阳,注意避风寒、风热,忌食辛辣。

如何预防结节性血管炎

结节性血管炎发病可能与多种变应原引起的变态反应有关,如扁桃体炎及龋病等慢性感染性病灶;部分病例存在陈旧性肺结核和颈等部位的淋巴结结核病灶,其 OT 试验多呈强阳性反应,抗结核药物治疗后可不再发作,因而结核过敏是其原因之一。通过病因调查做好病因预防是预防本病的主要手段。其次在饮食上应尽量做到清淡,忌食辛辣、热性食物。平时加强体育锻炼,增强身体抵抗力对于预防结节性血管炎也有一定的积极意义。

如何预防和早期发现下肢动脉栓塞

下肢动脉栓塞后由于局部严重缺血,故早期临床可表现为肢体剧烈疼痛,皮肤颜色苍白、温度降低,肢体感觉或运动障碍,动脉搏动消失等症状。如果患者既往有器质性心脏病、动脉硬化、心房颤动等病史,则应当高度怀疑为动脉栓塞。

要预防下肢动脉栓塞,首先应当积极治疗心脏病、动脉硬化、心房纤颤等诱发疾病。其次应避寒冷,勿在冷水中洗浴或游泳。冬天要穿着暖和,适度行走以促进血液循环。绝对不要过度加热脚部,避免脚部和小腿长时间太阳照射;用温水(接近体温)洗脚,洗后要彻底擦干。避免足部损伤,鞋袜要清洁舒适,勿赤脚走路。若发现足部有皮肤裂开、伤痕,颜色改变伴或不伴疼痛,均应去医院诊治。